Morgenroth, Bronchiolitis

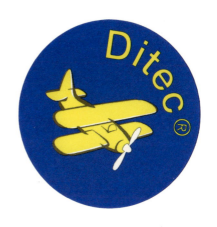

Mit den besten Empfehlungen

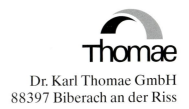

Dr. Karl Thomae GmbH
88397 Biberach an der Riss

Konrad Morgenroth

Bronchiolitis

Zeichnungen von Gerhard Pucher

Walter de Gruyter
Berlin · New York 1995

Prof. Dr. med. Konrad Morgenroth
Ruhr-Universität Bochum
Abteilung Pathologie
Universitätsstraße 150
44780 Bochum-Querenburg

Dieses Buch enthält 71 Abbildungen.
Zeichnungen von Gerhard Pucher

CIP-Titelaufnahme der Deutschen Bibliothek

Morgenroth, Konrad:
Bronchiolitis / Konrad Morgenroth. Zeichn. von
Gerhard Pucher. – Berlin ; New York : de Gruyter, 1994
ISBN 3-11-014451-4

© Copyright 1994 by Verlag Walter de Gruyter & Co., D-10785 Berlin.
Für die Abbildungen: © Copyright 1994 by Konrad Morgenroth.
Alle Rechte, insbesondere das Recht auf Vervielfältigung und Verbreitung sowie der Übersetzung, vorbehalten. Kein Teil des Werkes darf in irgendeiner Form (durch Photokopie, Mikrofilm oder ein anderes Verfahren) ohne schriftliche Genehmigung des Verlages reproduziert oder unter Verwendung elektronischer Systeme verarbeitet, vervielfältigt oder verbreitet werden. Printed in Germany.
Die Wiedergabe von Gebrauchsnamen, Handelsnamen, Warenbezeichnungen und dergleichen in diesem Buch berechtigt nicht zu der Annahme, daß solche Namen ohne weiteres von jedermann benutzt werden dürfen. Vielmehr handelt es sich häufig um gesetzlich geschützte, eingetragene Warenzeichen, auch wenn sie nicht eigens als solche gekennzeichnet sind.

Der Verlag hat für die Wiedergabe aller in diesem Buch enthaltenen Informationen (Programme, Verfahren, Mengen, Dosierungen, Applikationen etc.) mit Autoren bzw. Herausgebern große Mühe darauf verwandt, diese Angaben genau entsprechend dem Wissensstand bei Fertigstellung des Werkes abzudrucken. Trotz sorgfältiger Manuskriptherstellung und Korrektur des Satzes können Fehler nicht ganz ausgeschlossen werden. Autoren bzw. Herausgeber und Verlag übernehmen infolgedessen keine Verantwortung und keine daraus folgende oder sonstige Haftung, die auf irgendeine Art aus der Benutzung der in dem Werk enthaltenen Informationen oder Teilen davon entsteht.
Reproduktionen: Haußmann-Reprotechnik GmbH, Darmstadt
Umschlagentwurf: Rudolf Hübler, Berlin.
Satz und Druck: Appl, Wemding.
Bindung: Lüderitz & Bauer GmbH, Berlin.

Vorwort

Die Weiterentwicklung der Techniken und Methoden zur klinischen Differentialdiagnose der Lungenerkrankungen hat in den letzten Jahren wesentliche Fortschritte für das Verständnis der pathophysiologischen Mechanismen dieser Erkrankungen und die Entwicklung von Prinzipien für eine gezielte und kausale Therapie erbracht. Dabei hat sich gezeigt, daß die Entzündungen der Bronchiolen eine Erkrankungsgruppe darstellt, die bisher in vielen Fällen nur schwer diagnostisch erfaßt und in ihren funktionellen Auswirkungen ausreichend gewertet werden kann. Sie können deshalb in vielen Fällen auch bei den therapeutischen Maßnahmen nur unzureichend berücksichtigt werden.

Für das Verständnis der pathophysiologischen Vorgänge bei der Bronchiolitis kann die Kenntnis der formalen Pathogenese der entzündlichen Reaktionen in diesen feinen Aufzweigungen des Bronchialsystems einen wesentlichen Beitrag leisten. Dabei zeigt sich, daß die verschiedenen Formen der Entzündungen durch die Wirkung der unterschiedlichen auslösenden Agenzien und auch durch die anatomische Grundstruktur entstehen.

Die vorgelegte Darstellung umfaßt ausgehend von der Beschreibung des anatomischen Aufbaus der peripheren Atemwege und von Ergebnissen experimenteller Untersuchungen zur Entwicklung der Bronchiolitis eine Darstellung der verschiedenen Bronchiolitisformen, wie sie auch im Rahmen der Diagnostik an Biopsiematerial erfaßt werden können.

Die Wiedergabe der histologischen Befunde an licht- und elektronenmikroskopischen Bildern wird in bewährter Weise durch graphische Darstellungen des Zeichners und Malers, Gerhard Pucher, ergänzt, in denen die pathogenetischen Mechanismen zusammengefaßt wiedergegeben sind. Herr Pucher hat es verstanden, bei einer engen Orientierung an den Originalbildern den pathogenetischen Ablauf der verschiedenen entzündlichen Reaktionen in ihrer Dynamik umzusetzen.

Dem de Gruyter Verlag und seinen Mitarbeitern danke ich sehr für die Zusammenarbeit. Der Verlag ist allen meinen Wünschen in bezug auf die Ausstattung des Buches und die hervorragende Wiedergabe der Abbildungen entgegen gekommen.

September 1994   K. Morgenroth

Inhalt

1	Einleitung	1	3.3	Bronchiolitis und Rauchen	55
			3.4	Formen der Bronchiolitis	57
2	Anatomie der Bronchiolen	3	3.4.1	Katarrhalische Bronchiolitis	57
2.1	Nicht respiratorische Bronchiolen	3	3.4.2	Veränderungen der Bronchiolen beim Asthma	68
2.2	Bronchioli terminales	6			
2.3	Sekretbildung in den Bronchiolen	7	3.4.3	Diffuse Panbronchiolitis	68
2.4	Zilienzellen der Bronchioli	10	3.4.4	Eitrige und ulzeröse Bronchiolitis	72
2.5	Seröse Epithelzellen in den terminalen Bronchiolen	14	3.4.5	Proliferative Bronchiolitis	72
			3.4.6	Bronchiolitis obliterans	80
2.6	Sekretschicht im Bronchiolus	14	3.4.7	Bronchiolitis obliterans und organisierende Pneumonie (BOOP)	88
2.6.1	Surfactant	14			
2.7	Aufbau der äußeren Wandschichten der Bronchioli	31	3.4.8	Bronchiolitis obliterans nach Lungentransplantation	89
2.7.1	Innervation	32	3.4.9	Veränderungen der Bronchiolen bei Pneumokoniosen	95
3	Bronchiolitis	39	3.4.10	Bronchiolektasen	97
3.1	Experimentelle Untersuchungen zur Pathogenese der Bronchiolitis	43	3.4.11	Bronchiolo-alveoläres Karzinom	100
3.2	Bronchiolitis bei chronischer obstruktiver Lungenerkrankung	50	4	Schlußfolgerung	104

1 Einleitung

Pathophysiologische und klinische Beobachtungen weisen darauf hin, daß bei der Entwicklung der Atemwegsobstruktion dem Verhalten der peripheren Atemwege eine besondere Bedeutung zukommt. Systematische Messungen haben ergeben, daß die peripheren Abschnitte des Bronchialbaumes den größten Anteil am Gesamtquerschnitt des Systems haben (Weibl 1963). Daraus ist abzuleiten, daß zwischen den Veränderungen in den zentralen Bronchusabschnitten einerseits und dem Alveolarsystem andererseits und den Bronchioli eine enge Wechselbeziehung bestehen muß. Ihrem Verhalten kommt vor allem bei der Entwicklung der respiratorischen Insuffizienz eine entscheidende Bedeutung zu.

Systematische funktionsanalytische Untersuchungen haben gezeigt, daß die Stabilitätsverhältnisse in der Übergangs- und Grenzzone zwischen dem Bronchial- und Alveolarsystem eine hohe Anpassungsfähigkeit der Lichtungsweite in der Inspirations- und Expirationsphase der Atmung erfordern, dem der anatomische Aufbau Rechnung trägt. Histomorphologische Befunde belegen, daß sich die Sekretionsmechanismen im Alveolarsystem und in den Bronchioli ergänzen. Die Sekretion ist in der Schleimhaut der Bronchioli an diese Verhältnisse besonders angepaßt.

Die physiologischen und anatomischen Gegebenheiten, die ein relativ ausgewogenes und anpassungsfähiges System sekretorischer, fluidmechanischer und strömungsmechanischer Parameter für die geregelte Ventilation umfassen, erfordern das Zusammenwirken verschiedener Komponenten, die in einem ausgewogenen System wirken und die einer nervalen und autonomen Regulation unterliegen.

Die Abhängigkeit und die Wechselbeziehung der verschiedenen, an der Funktion beteiligten Komponenten und die besonders geprägte anatomische Struktur in dieser Grenzzone bilden wahrscheinlich die Grundlage für die besondere Vulnerabilität dieser Abschnitte des Bronchialsystems, die dazu führt, daß die Bronchioli bei vielen primären Erkrankungen des Bronchial- und Alveolarsystems beteiligt sind. Auf der Basis dieser besonders ausdifferenzierten strukturellen Verhältnisse können jedoch auch eigenständige isolierte Erkrankungen entstehen.

Ausgehend von der anatomischen Struktur, geleitet durch die pathologisch anatomisch faßbaren Veränderungen, soll eine Systematik der Erkrankungen der peripheren Atemwege dargestellt werden, die in vielen Fällen differentialdiagnostisch klinisch nur schwer zu erfassen sind.

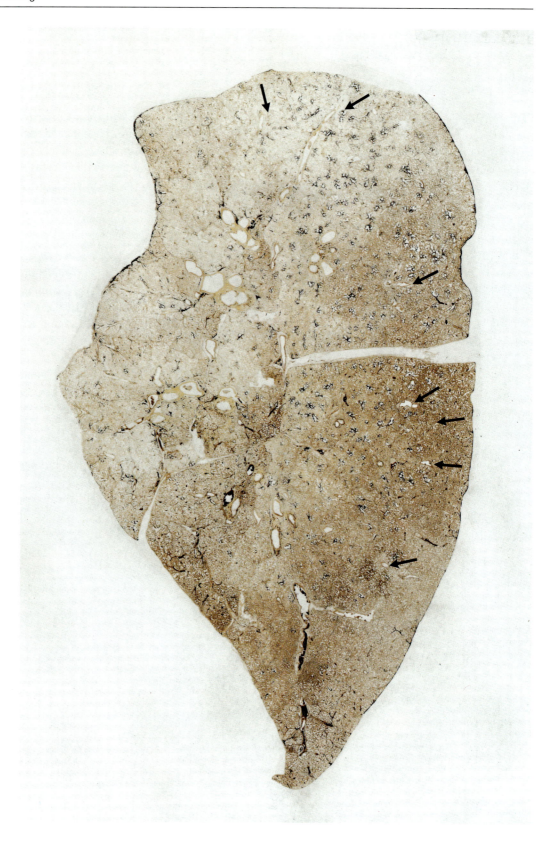

2 Anatomie der Bronchiolen (Abb. 1)

Auf der Basis licht- und elektronenmikroskopischer Befunde an Biopsiematerial soll die funktionelle Morphologie der peripheren Atemwege entwickelt werden, um aus den Besonderheiten der Struktur die Form und Ausprägung der Funktionsänderung bei den Atemwegserkrankungen besser verstehen zu können. Am Tracheobronchialbaum sind 2 Arten von Luftwegen zu unterscheiden (Murray 1979):
1. Bronchien mit einem Knorpelgerüst in der Wand:
2. Bronchiolen ohne Knorpelgerüst.

In den nicht respiratorischen Bronchiolen zwischen der 8. und 20. Generation der Bronchialteilung findet nur Luftleitung statt. Diese Abschnitte werden von den Bronchialarterien mit Blut versorgt. Die respiratorischen Bronchiolen von der 20. Generation der Teilung an, die über die Arteria pulmonalis versorgt werden, dienen auch dem Gasaustausch. Diese Endabschnitte des Bronchialsystems bilden zusammen mit den Alveolargängen und den Alveolen die „terminale respiratorische Einheit" (Weibl 1963).

2.1 Nicht respiratorische Bronchiolen

Obwohl das Bauprinzip der Bronchiolen grundsätzlich dem Aufbau der respiratorischen Schleimhaut entspricht, sind einige Besonderheiten in dem Wandaufbau herauszustellen. Die Lichtungsweite der nicht respiratorischen Bronchiolen beträgt etwa 2 mm. Das in den zentralen Bronchusabschnitten ausgebildete, die Wand stabilisierende und die Lichtungsweite bestimmende Knorpelgerüst fehlt in diesen Abschnitten des Bronchialsystems. Die äußeren Wandanteile werden von einer lockeren Bindegewebszone gebildet, in der eine relativ weitmaschige, gitterförmig angeordnete Bronchialmuskulatur liegt. Das Bronchialepithel kann sich über der lockeren subepithelialen Bindegewebszone leicht aufhalten, so daß eine sternförmig aufgezweigte Lichtung resultiert. In der lockeren subepithelialen Bindegewebszone verlaufen die Gefäße und die Nerven.

In der Wand der Bronchioli fehlen auch die in den zentralen Bronchusabschnitten in der subepithelialen Bindegewebszone angeordneten peribronchialen Drüsen. Das die Schleimhaut bedeckende Sekret wird im Oberflächenepithel selbst gebildet. Das Epithel ist etwas flacher als in den zentralen Abschnitten und enthält reichlich Becherzellen. Die Zilienzellen weisen einen nicht so dichten Besatz mit Flimmerhärchen auf. Die Zilien sind etwas kürzer, zeigen auf Quer- und Längsschnitten jedoch den gleichen Aufbau wie in den zentralen Bronchusanteilen. Zwischen den Zilien sind relativ lange, häufig aufgezweigte Mikrovilli angeordnet.

Die zytoplasmatische Struktur der Zilienzellen unterscheidet sich grundsätzlich nicht von der der zentralen Bronchusabschnitte. Die Anordnung und Struktur der Zellkontakte mit der filamentären randständigen Grundstruktur, die sowohl in die Mikrovilli, als auch in die Kontaktzonen der Zonulae occludentes einmünden, zeigen eine gleichartige Anordnung. Die Konzentration der Mitochondrien in den appikalen Zellabschnitten ist entsprechend ausgebildet.

Die Becherzellen sind in den Bronchioli kürzer und plumper und liegen mit einer relativ breiten Fläche der Basallamelle an. Der Zellkern ist basal angeordnet. Das Zytoplasma wird überwiegend von Prosekrettropfen eingenommen, die nach der Öffnung der Zellmembran auf die Epitheloberfläche abgegeben werden. Das Sekret wird von den Zilien der benachbarten Zellen erfaßt und weitertransportiert.

Abb. 1
Großschnitt aus der linken Lunge eines 63 jährigen Mannes mit Anschnitt der mittleren Bronchien. Die Pfeile markieren die Anordnung und Verteilung der Bronchiolen. Geringe perivaskuläre und peribronchioläre Staubeinlagerungen.

Anatomie der Bronchiolen

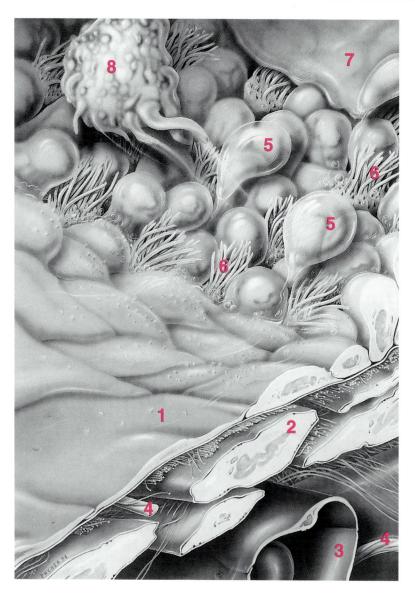

Abb. 2
Grenzzone zwischen Bronchiolus terminalis und Alveolargang mit Blick auf den Bronchiolus. Im Alveolargang kubisches Epithel mit Abflachung in Richtung der Alveolen. In der äußeren Wand ein Kollagenfasergerüst mit einzelnen glatten Muskelzellen. In der Lichtung des Bronchiolus terminalis Kuppen der Clarazellen und dazwischen angeordnet einzelne Zilienzellen. Bedeckung des Epithels des Alveolargangs mit einer Surfactantschicht, die sich an der Grenze zum Bronchiolus terminalis in eine schaumartige Struktur umwandelt. In der Lichtung des Bronchiolus ein aus der Alveolarlichtung übergetretener Makrophage.

1 = Epithel des Alveolargangs
2 = glatte Muskulatur des Alveolargangs
3 = Kapillare in der Wand des Alveolargangs
4 = Nervenfaser in der Wand des Alveolargangs
5 = Kuppen der Clarazellen im Bronchiolus terminalis
6 = Zilienzellen im Bronchiolus terminalis
7 = Sekretschicht über dem Bronchiolusepithel
8 = Alveolarmakrophage

Nicht respiratorische Bronchiolen

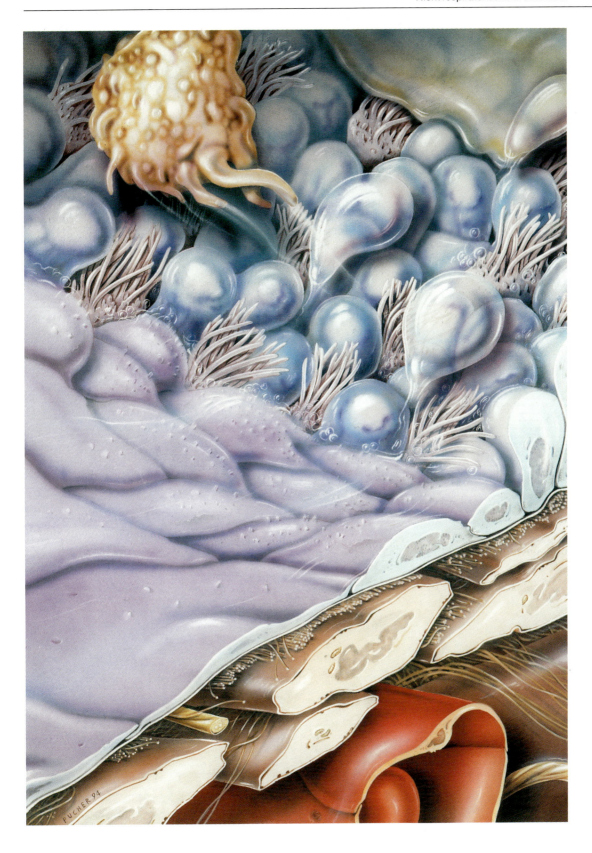

2.2 Bronchioli terminales (Abb. 2–6)

Während in den nicht respiratorischen Bronchiolen die Anordnung und Struktur des Epithels dem in den zentralen Bronchusanteilen grundsätzlich entspricht, tritt zur Peripherie hin, etwa nach der 20. Teilungsgeneration, eine Änderung der Struktur auf, die auch eine Änderung der Sekretion in diesen Abschnitten erkennen läßt. Auf diese Strukturunterschiede hat erstmals Clara (1937) hingewiesen. Seine Beobachtungen sind in den letzten Jahren durch eine Reihe von elektronenmikroskopischen Untersuchungen erweitert und ergänzt worden (Kuhn et al 1974, Smith et al 1974, Ebert 1978, Morgenroth und Hörstebrock 1978, Smith et al 1978).

Im Epithel der respiratorischen Bronchiolen sind Zilien und nicht zilientragende Zellen angeordnet, die als Clarazellen bezeichnet werden. Becherzellen, wie in den nicht respiratorischen Bronchiolen, fehlen. Die Zahl der Zilienzellen nimmt zur Peripherie hin ab, die Zahl der Clarazellen nimmt entsprechend in Richtung zu den Alveolen zu.

Die Muskulatur dieser Abschnitte ist am Hustenreflex beteiligt. Die terminalen Bronchiolen erweitern sich in der Inspirationsphase und kollabieren in der Endphase der Exspiration, so daß die Stabilitätsverhältnisse an der Wand für die Belüftung der nachgeschalteten Alveolen von wesentlicher Bedeutung sind.

In den peripheren Bronchusabschnitten wird im Epithel ein seröses Sekret gebildet, das aus einem Gemisch aus Proteinen, Polysacchariden, Cholesterol und Bestandteilen des Surfactant aus dem Alveolarsystem besteht. Die Sekretion wird durch β-adrenerge Agonisten und wahrscheinlich durch Prostaglandine gesteigert.

2.3 Sekretbildung in den Bronchiolen (Abb. 7–17)

Bei der Sekretion der Clarazellen werden 2 Mechanismen diskutiert. Bereits Clara (1937) hat nach den systematisch dokumentierten lichtmikroskopischen Befunden einen apokrinen Sekretionsmechanismus mit Abschnürung der apikalen Zellanteile angenommen, der durch elektronenmikroskopische Befunde bestätigt werden konnte (Kurosomi 1961, Morgenroth und Hörstebrock 1978). Daneben wird ein Sekretionsmechanismus angenommen, bei dem das eigentliche Sekret der Clarazellen in exokriner bzw. merokriner Form ausgeschieden wird (Massaro 1989).

Die Clarazellen machen im Verlauf der apokrinen Sekretion einen gravierenden Gestaltwandel durch, der sich in einer Änderung der äußeren Form und der inneren zytoplasmatischen Strukturen dokumentiert. Schlanke zylindrische Zellen, die im Niveau des Epithels angeordnet sind, bilden die Ruheform dieser Zellgruppe. Sie sind durch ein relativ dichtes Zytoplasma gekennzeichnet, in dem in dichter Anordnung freie Ribosomen liegen. In gleichmäßiger Verteilung finden sich sekretorische Granula mit dichter Matrix, endoplasmatisches Retikulum, große meist perinukleär angeordnete Golgifelder und Mitochondrien.

Als Ausdruck der Volumenzunahme der Zellen bildet sich eine kuppenförmige Erhebung auf der Zelloberfläche. Der Zellkern, der ursprünglich in den basalen Abschnitten der Zellen angeordnet ist, wird in die mittleren und oberen Anteile der Zellen verlagert. In den apikalen Zellabschnitten entstehen im Zytoplasma dicht gelagerte vesikuläre und schlauchförmige Strukturen, in deren Lichtung helles flockiges Material angeordnet ist. Sekretorische Granula mit dichtem Inhalt sammeln sich in den apikalen Zellabschnitten.

Durch eine vermehrte Flüssigkeitsaufnahme, die wahrscheinlich über die basalen Zellabschnitte erfolgt, tritt eine zunehmende Auflockerung der zytoplasmatischen Matrix in den apikalen Zellabschnitten auf. In Höhe der ursprünglichen Zellmembran entsteht eine Verdichtung der zytoplasmatischen Matrix mit Bildung einer feinfilamentären Grundstruktur und einzelnen perlschnurartig angeordneten membranbegrenzten Vesikeln, so daß eine Abgrenzung der apikalen Zellabschnitte entsteht. Aufgrund dieser Abgrenzung von dem eigentlichen kernhaltigen Zellanteil kommt es in der Zellausstülpung wahrscheinlich zu einer Karenz von Transkriptionsprodukten, Substraten und Energieäquivalenten. Dadurch entwickelt sich in diesem mehr oder minder vom übrigen Zytoplasma getrennten Anteil der Zelle eine Reduktion der Stoffwechselvorgänge mit einer Änderung der ionalen Gradienten, so daß ein Flüssigkeitseinstrom mit deutlicher Auflockerung der zytoplasmatischen Grundstruktur mit einer zunehmenden hydropischen Degeneration und Auflösung zunächst noch bestehenden Membransysteme entsteht.

In der Grundstruktur der Kuppe bleibt dabei zunächst das Zytoskelett erhalten (Bohle 1992). Eine nachfolgende Freisetzung von lytischen Enzymen aus den organellen Systemen führt danach zu einer zunehmenden Auflösung der strukturellen Elemente, so daß dann schließlich ein eiweiß- und flüssigkeitsreiches Substanzgemisch entsteht. In Höhe der unvollständigen Abgrenzung der kuppenförmigen Zellausstülpung ist die Bildung einer neuen Zellmembran zu beobachten. Die zunächst in Reihen angeordneten, in dieser Grenzzone entwickelten Vesikel vergrößern sich. Die zwischen den Vesikeln angeordneten filamentären Strukturen werden dichter. Seitlich bilden sich auf der Zelloberfläche tiefe Einbuchtungen der Zellmembran. Schließlich lösen sich die oberflächlichen kuppenförmigen Zellvorstülpungen von der Zelloberfläche ab und liegen danach über den Zilien der benachbarten Zellen. In den abgelösten Zellanteilen sind zunächst noch einzelne Zellorganellen, wie Bestandteile des endoplasmatischen Retikulums und Fragmente von Mitochondrien, zu erkennen. Sie lösen sich jedoch zunehmend auf, so daß eine feinflockige, flüssigkeitsreiche Matrix entsteht.

Die blasigen Komplexe breiten sich unter zunehmender Auflösung der sie umgebenden Zellmembran auf der Epitheloberfläche aus. Sie bilden dann plaqueartige Komplexe über dem Epithel, die auf der Solphase liegen und auf vesikulärem Surfactantmaterial, das in der dem Epithel unmittelbar anliegenden Solphase angeordnet ist, so daß sie durch die Zilien auf der Solphase schwimmend transportiert werden können.

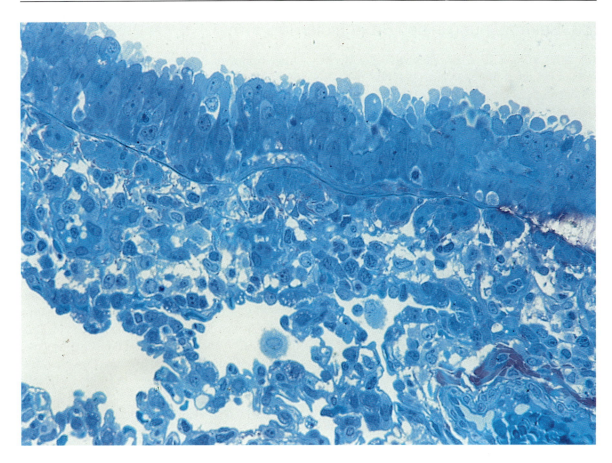

Abb. 3
Struktur der Bronchioluswand. Epithel mit dicht angeordneten Clarazellen. Subepithelial deutlich abgrenzbare Schicht aus elastischen Fasern. Außen in unterschiedlich breiten Zügen angeordnet glatte Muskulatur. Im angrenzenden Bindegewebe Lymphozyten und einzelne Plasmazellen. Anschließend die Alveolarstruktur mit schmalen Septen und regelmäßiger Epithelauskleidung der Alveolarlichtungen. In den Alveolarlichtungen einzelne Makrophagen.
Semidünnschnitt.
Färbung: Basisches Fuchsin und Methylenblau
Vergrößerung: 880 ×

Mucosolvan® S, Brausetabletten. Zusammensetzung: 1 Brausetablette enthält: Ambroxolhydrochlorid 60 mg. **Anwendungsgebiete:** Zur Anwendung bei Erkrankungen der Luftwege, die mit starker Sekretion eines zähen Schleims einhergehen: Akute und chronische Formen der Atemwegserkrankungen, vor allem akute und chronische Bronchitis, Bronchiektasie, asthmoide Bronchitis, Asthma bronchiale, Bronchiolitis, Mukovis-

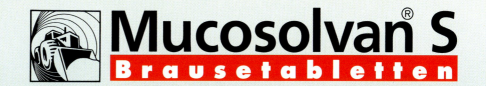

Mucosolvan® S
Brausetabletten

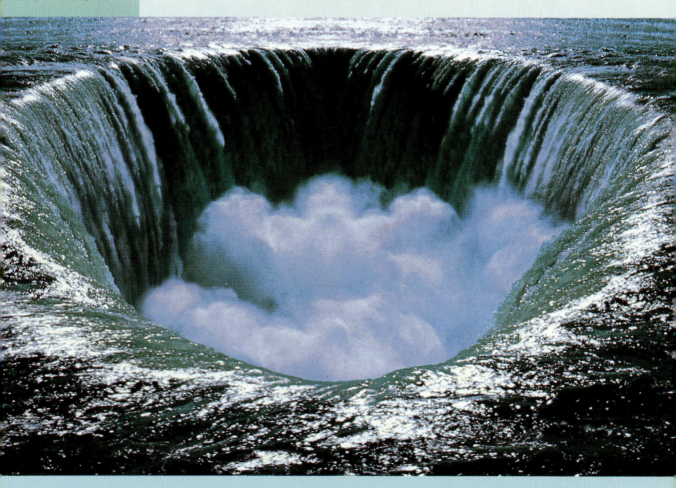

zidose. **Gegenanzeigen:** Kindern unter 6 Jahren, Überempfindlichkeit gegen Ambroxol. Vorsicht bei gestörter Bronchomotorik und großen Sekretmengen, Schwangerschaft, Stillzeit. **Nebenwirkungen:** In seltenen Fällen Magen-Darm-Beschwerden sowie allergische Reaktionen. Selten Trockenheit des Mundes und der Luftwege, Sialorrhö, Rhinorrhö, Obstipation und Dysurie. In je einem Fall anaphylaktischer Schock, allergische Kontaktdermatitis. **Wechselwirkungen mit anderen Mitteln:** Antitussiva. **Dosierungsanleitung:** Kinder ab 6 Jahre: 1mal täglich ½ Brausetablette. Kinder ab 12 Jahre und Erwachsene: Erste 2 – 3 Tage 3mal täglich ½ Brausetablette, danach 2 mal täglich ½ oder 1mal täglich 1 Brausetablette. **Hinweis:** Bei schwerer Niereninsuffizienz Erhaltungsdosis vermindern oder Dosierungsintervall verlängern. **Warnhinweis:** Dieses Arzneimittel enthält in einer Brausetablette 16,83 mg Phenylalanin. **Darreichungsformen und Packungsgrößen:** OP mit 20 (N1) Brausetabletten DM 12,95; OP mit 40 Brausetabletten DM 23,85; Klinikpackung. Preisänderung vorbehalten.

schnell

stark

sparsam

Wo Mucosolvan® S aufbraust, braust der Schleim ab

thomae

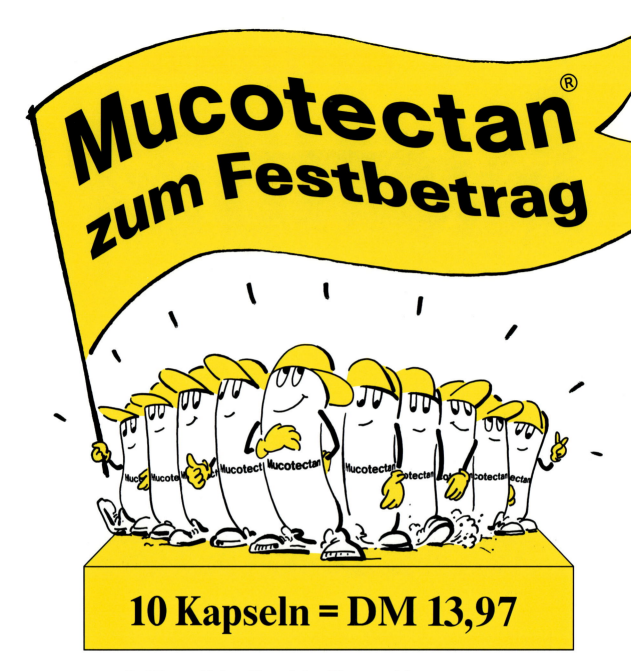

Mucotectan® zum Festbetrag

10 Kapseln = DM 13,97

Bei Bronchitis • Sinusitis • Pharyngitis
Mucotectan® – aus der Atemwegsforschung Thomae

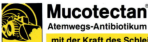

Mucotectan®
Atemwegs-Antibiotikum
mit der Kraft des Schleimbaggers

Zusammensetzung: 1 Kapsel enthält: Doxycyclin-hydrochlorid-Semiethanolat-Semihydrat 115,4 mg (entsprechend 100 mg Doxycyclin), Ambroxolhydrochlorid 75 mg. **Anwendungsgebiete**: Atemwegsinfektionen, verursacht durch doxycyclinempfindliche Erreger. **Gegenanzeigen**: Überempfindlichkeit gegen Ambroxol und Tetracycline, schwere Leberfunktionsstörungen, Schwangerschaft, Stillzeit, Kinder unter 8 Jahren. **Nebenwirkungen**: Magen-Darm-Störungen, Durchfälle, Entzündungen von Haut und Schleimhaut, allergische Reaktionen, in Einzelfällen Anaphylaxie, phototoxische Reaktionen. **Wechselwirkungen**: Aluminium-, calcium-, eisen-, magnesium- und colestyraminhaltige Präparate und Aktivkohle – Resorptionsverminderung Doxycyclin. Barbiturate, Antiepileptika sowie chronischer Alkoholismus – Dosisanpassung erforderlich. Die Wirkung potentiell nephrotoxischer Stoffe sowie von Sulfonylharnstoffen und Antikoagulanzien kann erhöht, die Wirkung von Betalaktam-Antibiotika vermindert werden. Tests auf Harneiweiß, Harnzucker und Urobilinogen können falsch positiv ausfallen. **Dosierung**: Erwachsene und Jugendliche über 50 kg 1. Tag 1 x 2 Kapseln, sonst 1 x 1 Kapsel (gilt auch bei eingeschränkter Nierenfunktion). **Darreichungsformen und Packungsgrößen**: OP mit 10 Kapseln (N1) DM 13,97; OP mit 20 Kapseln (N2) DM 25,76; Klinikpackung. Preisänderung vorbehalten.

Dr. Karl Thomae GmbH,
Biberach an der Riss

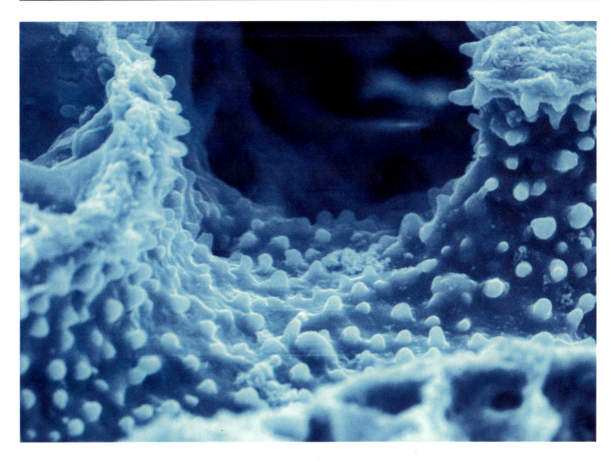

Abb. 4
Übergang vom Bronchiolus terminalis zum Alveolargang. Im Bronchiolusepithel sind die Kuppen der Clarazellen auf der Oberfläche der Schleimhaut sichtbar. Anschnitte der Alveolarsepten.
Rasterelektronenmikroskopische Aufnahme
Vergrößerung: 700 ×

Die elektronenmikroskopischen Befunde im Verlauf dieser Sekretbildung an den Clarazellen sprechen für einen makroapokrinen Sekretionsvorgang, wie ihn bereits Clara (1937) angenommen hat. Widdicombe (1982) hat darauf hingewiesen, daß bei diesem Sekretionsmechanismus kein einheitliches Produkt entstehen kann, sondern daß ein Gemisch aus Organellenanteilen, Membranfragmenten und Ionen mit hohem Wasseranteil gebildet wird. Er hat deshalb vorgeschlagen, diesen besonderen Sekretionsvorgang als „decapitation secretion" zu bezeichnen.

In den Clarazellen kommen unterschiedlich große Granula mit einer dichten, kontrastreichen Matrix vor, die gegen das Zytoplasma mit einer einfachen Membran abgegrenzt sind. Vor allem in der Region der Golgifelder sind relativ kleine sekretorische Granula mit dichter Matrix angeordnet, die wahrscheinlich in den Golgifeldern umgesetzte Sekretprodukte enthalten. Größere dieser sekretorischen Granula konfluieren in den apikalen Zellabschnitten und legen sich an die Zellmembran von innen an. Gelegentlich ist die Entleerung dieser Granula über den Vorgang der merokrinen Sekretion zu beobachten. Die Zahl dieser Granula wechselt in den Zellen sehr stark. Bis zu 30 Granula können auf einzelnen Anschnitten getroffen sein.

Diese Granula mit dichtem, osmiophilem Inhalt sind als Ausdruck einer für die Clarazellen spezifischen sekretorischen Leistung zu werten. Die morphologischen Befunde sprechen für eine Glyko- und Lipoproteinsynthese. Die in dem endoplasmatischen Retikulum synthetisierten Produkte werden, wie die enge Lagebeziehung zeigt, dem Golgifeld zugeführt und hier in eine Membran eingehüllt. Die Granula wandern danach in die apikalen Zellabschnitte und legen sich von innen der Zellmembran an. Nach Verschmelzung der Membranen öffnet sich die Zellmembran und der Inhalt der Granula wird in die Lichtung freigesetzt (Kuhn et al 1974, Petrik und Collet 1974).

Von Membranen begrenzte, homogene elektronendichte Granula, die Vakuolen enthalten können, konnten durch den Nachweis saurer Phosphatase und einem lysosomalen Marker als Lysosomen identifiziert werden (Klika und Petrik 1965). Diese Granula sind über das gesamte Zytoplasma verteilt und haben immer einen Abstand zur Zellmembran.

2.4 Zilienzellen der Bronchioli (Abb. 6 u. 7)

Die Zilienzellen der Bronchioli sind plumper als die in den zentralen Abschnitten des Bronchialsystems. Sie liegen mit einer relativ breiten Basis der Basallamelle an. Die Zahl der Zilien auf der Zelloberfläche ist geringer als in den Bronchien. Zwischen den Zilien sind regelmäßige schlanke, unterschiedlich hohe Mikrovilli ausgebildet.

Die zwischen den Basalkörpern angeordneten Mitochondrien liefern die für den Zilienschlag notwendige Energie. Die Zilienzellen verfügen über ein hoch ausdifferenziertes Zytoskelett. In den apikalen Zellabschnitten ist ein gitterförmig angeordnetes terminales filamentäres Netzwerk ausgebildet, aus dem filamentäre Strukturen in die Grundstruktur der Mikrovilli einstrahlen. Daneben besteht zwischen den Zilien ein Geflecht aus Mikrotubuli. Diese filamentären Bestandteile des Zytoplasmas setzen in den Zonulae adhaerentes in der Zellmembran an. Wahrscheinlich können über die Mikrovilli der Zelloberfläche Informationen aus der Solphase der Sekretschichten aufgenommen werden und über dieses filamentäre System intra- und interzellulär fortgeleitet werden. Die zwischen den Zilienzellen untereinander und mit den Clarazellen gebildeten Zellkontakte, wie die Zonulae occludentes und adhaerentes, sind wahrscheinlich an der Regulation der Diffusion von Ionen und Flüssigkeit aus der subepithelialen Bindegewebszone auf die Epitheloberfläche verantwortlich. Durch diese Diffusion wird die Solphase der Sekretschichten über dem Epithel bereitgestellt. Die Höhe der Solphase wird dabei wahrscheinlich durch den auf der Epitheloberfläche angeordneten Surfactantanteil reguliert.

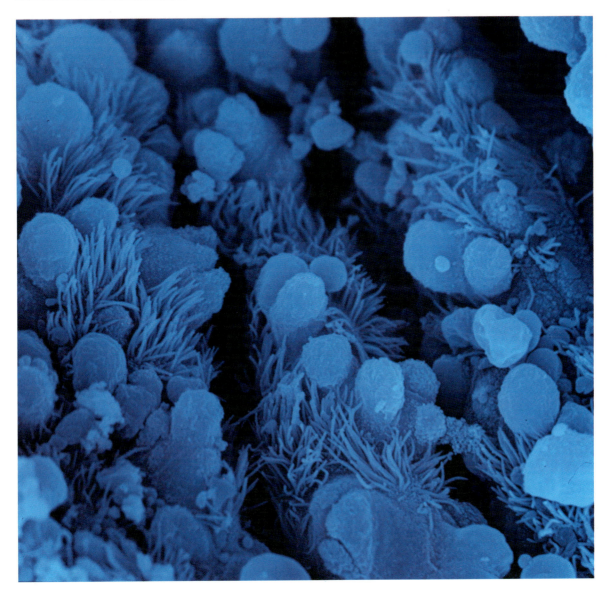

Abb. 5
Oberflächenstruktur des Bronchiolusepithels. Zwischen den Zilienzellen zilienfreie, sekretbildende Clarazellen, die kuppenförmig in die Lichtung ragen. Das Epithel ist in schmalen Längsfalten angeordnet.
Rasterelektronenmikroskopische Aufnahme
Vergrößerung: 2000 ×

Anatomie der Bronchiolen

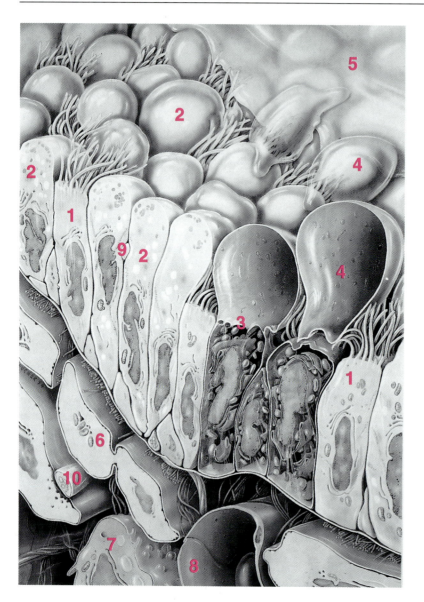

Abb. 6
Sekretion im Bronchiolus. Apikale Sekretion an den Clarazellen. Verlagerung der Zellorganellen in die apikalen Zellabschnitte. Bildung einer kuppenförmigen Erhebung auf der Epitheloberfläche. Bildung einer neuen Zellmembran und Lösung des apikalen Zellanteiles mit Auflösung der Reste intrazytoplasmatischer Membransysteme. Bildung von Sekretkomplexen über einer wäßrigen Phase über dem Epithel.

1 = Zilienzellen
2 = Clarazellen in verschiedenen Stadien der Kuppenbildung
3 = Bildung einer neuen Zellmembran
4 = Ablösung des apikalen Zellanteiles
5 = Sekretschichten über dem Bronchiolusepithel
6 = glatte Muskulatur der Bronchioluswand
7 = Mastzelle in der Bronchioluswand
8 = Gefäße der Bronchioluswand
9 = Nervenendigung im Oberflächenepithel
10 = Nervenfaser an der Muskulatur der Bronchioluswand

Zilienzellen der Bronchioli

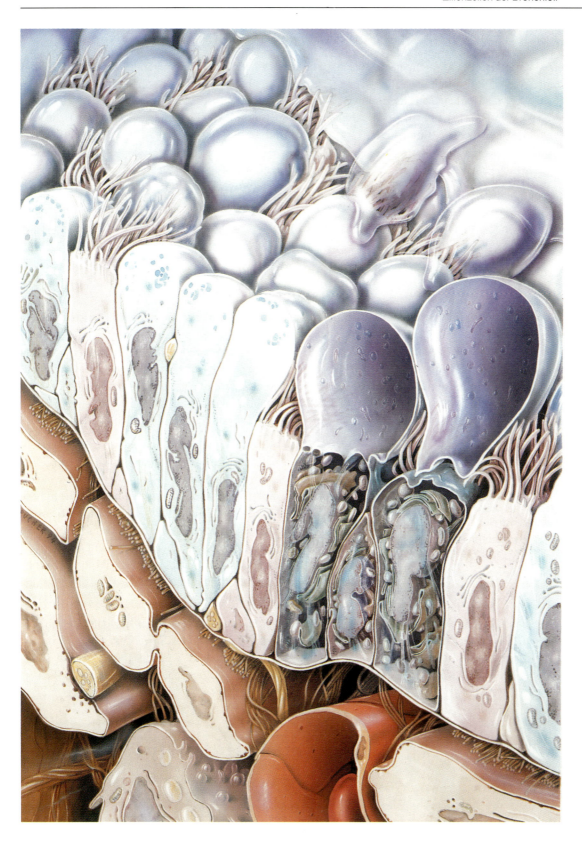

2.5 Seröse Epithelzellen in den terminalen Bronchiolen

Im Bronchiolusepithel des Menschen sind die selben Zellen mit serösen Sekretgranula zu identifizieren, wie sie in den serösen Epithelzellen der peribronchialen Drüsen vorkommen (Roger et al 1993). Ähnliche Zellen wurden bisher auch bei Ratten und bei Katzen beobachtet.

Die sekretorischen Granula dieser Zellen unterscheiden sich von ähnlichen in den Clarazellen vorkommenden Granula, so daß diese Zellform als die zweite nicht zilientragende Zelle des Bronchiolusepithels neben den Clarazellen aufgefaßt werden kann. Über die Zusammensetzung der von diesen Zellen gebildeten Sekrete gibt es noch keine konkreten Untersuchungsergebnisse. Bei ähnlichen Zellen im Bronchiolusepithel der Ratte konnten Anteile an Proteinen, sowie neutrale und saure Glukoproteine nachgewiesen werden. Möglicherweise werden von ihnen auch Antileukoproteasen gebildet.

2.6 Sekretschicht im Bronchiolus (Abb 2, 5, 18–20)

Das Sekret ist, wie in den zentralen Abschnitten des Bronchialsystems, auch im Bronchiolus über dem Epithel in zwei getrennten Schichten angeordnet. Auf der Epitheloberfläche liegt eine dünnflüssige Solphase, die mit der wäßrigen Hypophase der Alveolen in Verbindung steht. Sie ist etwa hundertmal dicker als die Hypophase in den Alveolen (Ebert 1978). In dieser Phase sind überwiegend in bläschenförmigen Strukturen, gelegentlich auch in gitterförmigen Formationen, Anteile des Surfactant angeordnet.

2.6.1 Surfactant

Über dem Epithel der Alveolargänge und dem Epithel der Bronchioli ist zum Teil in gestreckten membranösen Strukturen und zum Teil in vesikulären Formationen Surfactant angeordnet. Der Surfactant ist Bestandteil der über dem Epithel liegenden wasserreichen Flüssigkeitsschicht, die wahrscheinlich durch Diffusion aus der subepithelialen Bindegewebszone auf der Epitheloberfläche gebildet wird. Die elektronenmikroskopischen Befunde sprechen dafür, daß der als dünn gespreitete Surfactantbelag des vom Alveolarepithel gebildeten Substanzgemisches durch die wechselnde Oberflächenspannung in der Exspirations- und Inspirationsphase der Atmung aus dem Alveolarraum in die Lichtung der Bronchioli verschoben wird. Dabei wird das im Alveolarraum als Film ausgebreitete Surfactantmaterial in eine schaumartige Form überführt, die einen relativ stabilen Belag auf der Epitheloberfläche bildet (Morgenroth 1986).

Die in Komplexen angeordneten, von den Clarazellen abgeschiedenen Sekrete liegen über dieser schaumartigen Struktur und werden auf dieser Schicht gleitend durch den Zilienschlag transportiert. Die oberflächenaktiven Eigenschaften des Surfactant und die stabilisierte schaumartige Surfactantstruktur ist wahrscheinlich auch für die Austarierung der Höhe der flüssigen Solphase über dem Bronchiolusepithel verantwortlich.

Es wurde zunächst angenommen, daß auch in den Clarazellen Anteile des Surfactant gebildet werden können (Niden und Yamada 1966). Systematische biochemische Untersuchungen haben inzwischen er-

Abb. 7
Struktur der Clarazellen. Zentral liegender, tief eingebuchteter Zellkern. Perinukleär mehrere Golgifelder. Besonders in den apikalen Zellabschnitten Mitochondrien vom Christae-Typ. Tubuläres endoplasmatisches Retikulum in den apikalen Anteilen des Zytoplasmas. Zwischen den Clarazellen Zilienzellen.
Transmissionselektronenmikroskopische Aufnahme
Vergrößerung: 9800 ×

Sekretschicht im Bronchiolus 15

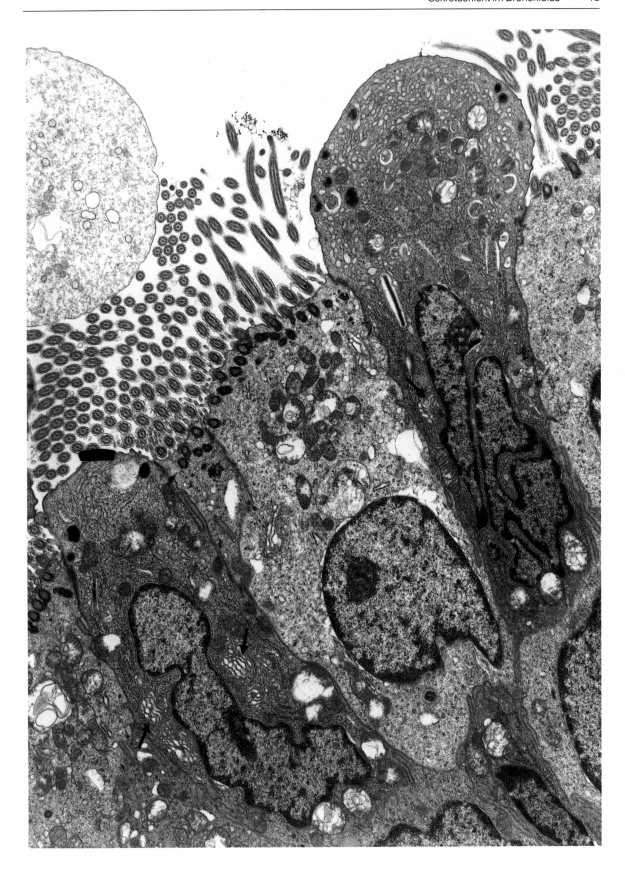

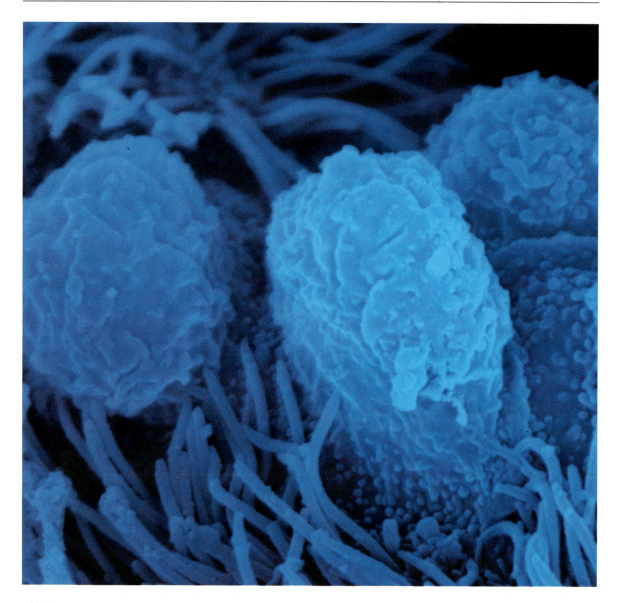

Abb. 8
Kuppenförmige apikale Erhebung der Clarazellen mit eingekerbter Zellmembran. Zwischen den Clarazellen Zilienzellen.
Rasterelektronenmikroskopische Aufnahme
Vergrößerung: 10 000 ×

Abb. 9
Struktur der kuppenförmigen apikalen Erhebung an einer Clarazelle. Tubuläre Grundstruktur des Zytoplasmas mit Mitochondrien vom Christae-Typ. Daneben von einer Membran begrenzte Granula mit dichter granulärer Matrix (Pfeile) als Ausdruck für eine merokrine Sekretion. Über der Kuppe quer getroffen Zilien der benachbarten Zilienzellen.
Transmissionselektronenmikroskopische Aufnahme
Vergrößerung: 32 500 ×

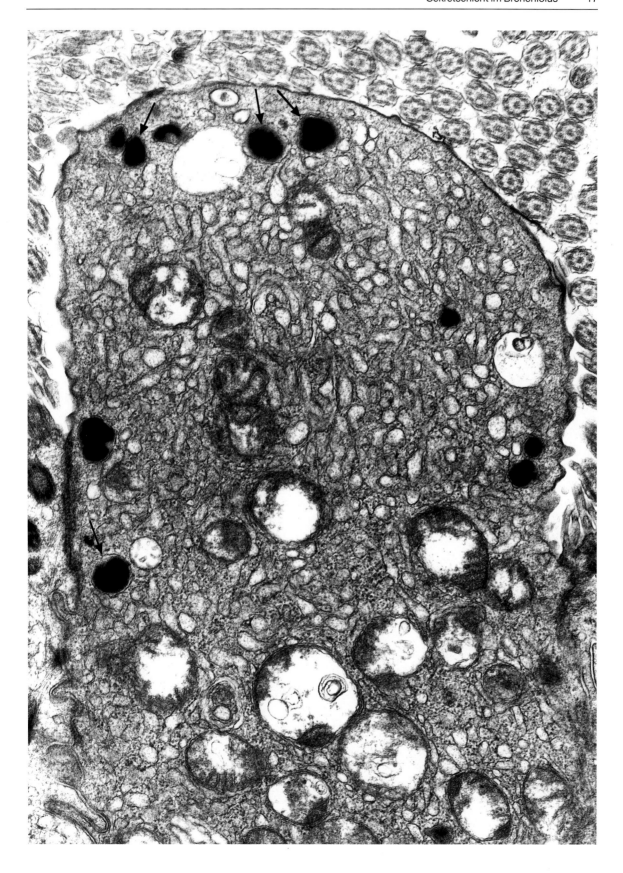

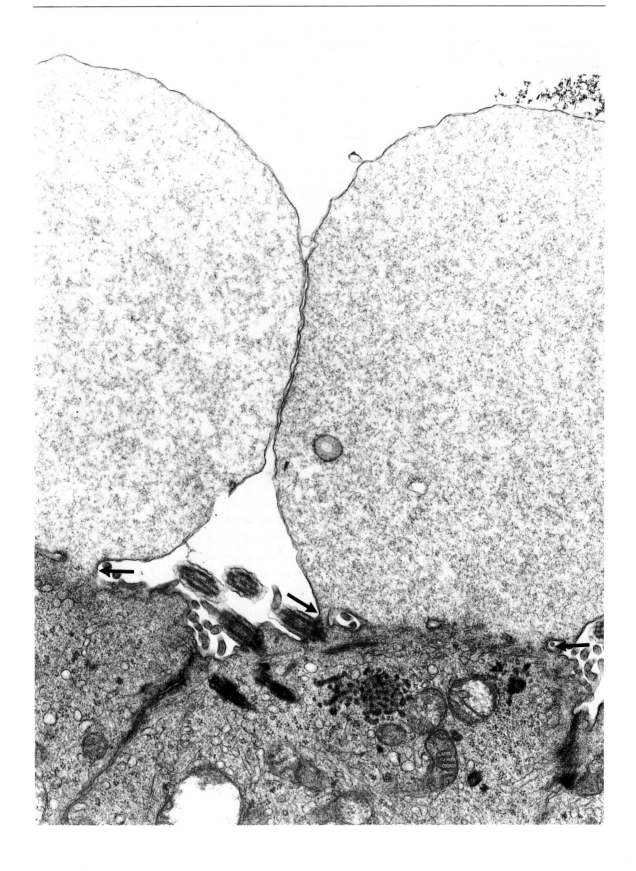

Sekretschicht im Bronchiolus 19

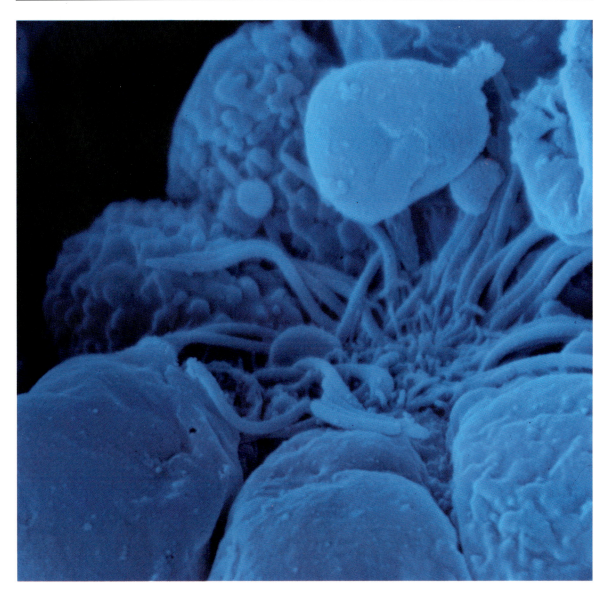

Abb. 11
Anordnung der Sekretkomplexe über dem Bronchiolusepithel. Unterschiedlich große, von Membranen umschlossene Sekretanteile liegen über dem Epithel und werden durch die Zilien bewegt.
Rasterelektronenmikroskopische Aufnahme
Vergrößerung: 10 000 ×

Abb. 10
Auflösung der Membranen der zytoplasmatischen Grundstruktur im fortgeschrittenen Stadium der Sekretbildung an den Clarazellen mit beginnender Ablösung des Sekretkomplexes. Deutliche Einbuchtung der Zellmembran in der ursprünglichen Höhe der Zellen (Pfeile). Deutlich aufgelockerte Grundstruktur des Inhaltes der Sekretkuppe mit Resten einzelner Membranen.
Transmissionselektronenmikroskopische Aufnahme
Vergrößerung: 22 000 ×

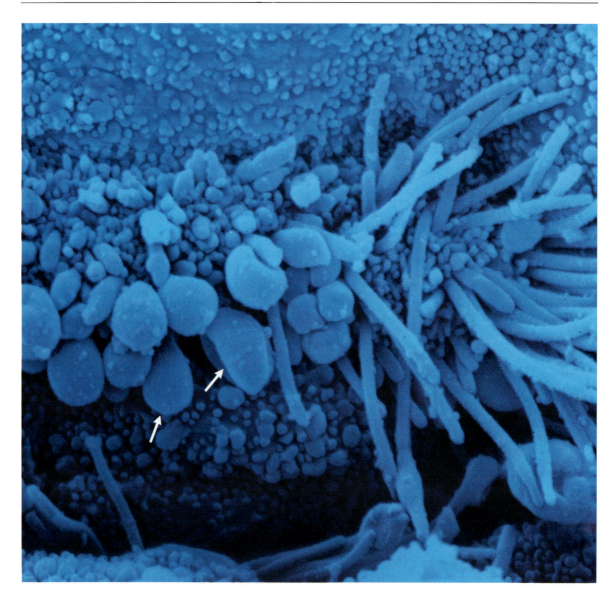

Abb. 12
Neben der Bildung der Sekretkuppen ist auf der Zelloberfläche die merokrine Ausscheidung von Sekretanteilen in die Bronchioluslichtung zu erkennen. Die Sekretanteile sind in Form kleiner Bläschen auf der Zelloberfläche angeordnet (Pfeile).
Rasterelektronenmikroskopische Aufnahme
Vergrößerung: 10 000 ×

Abb. 13
Bildung der Zellmembran bei der Ablösung der Sekretkuppe (Pfeile). In Höhe der Ablösung entstehen von Membranen begrenzte Hohlräume. Die Membranen formieren sich aus einer verdichteten, filamentären Grundstruktur des Zytoplasmas. Die oberflächlichen Anteile der Zelle lösen sich mit zunehmender Abgrenzung des basalen Zellanteiles. Im basalen Zellabschnitt tubuläre Grundstruktur des Zytoplasmas.
Transmissionselektronenmikroskopische Aufnahme
Vergrößerung: 136 000 ×

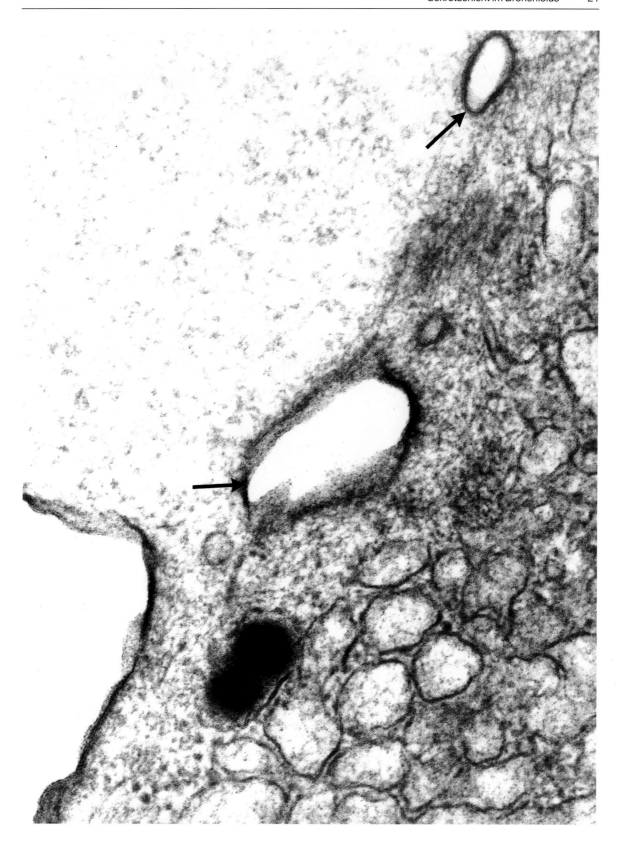

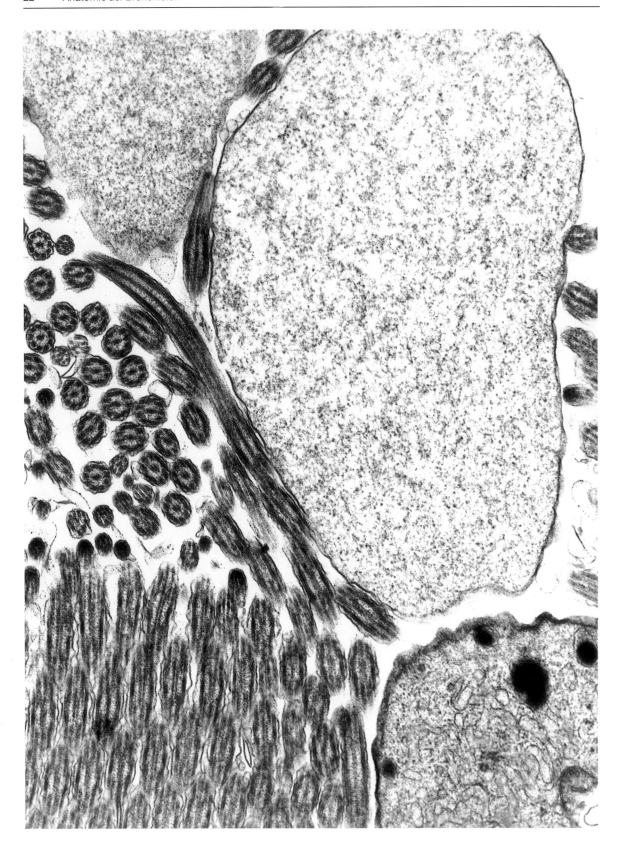

Sekretschicht im Bronchiolus 23

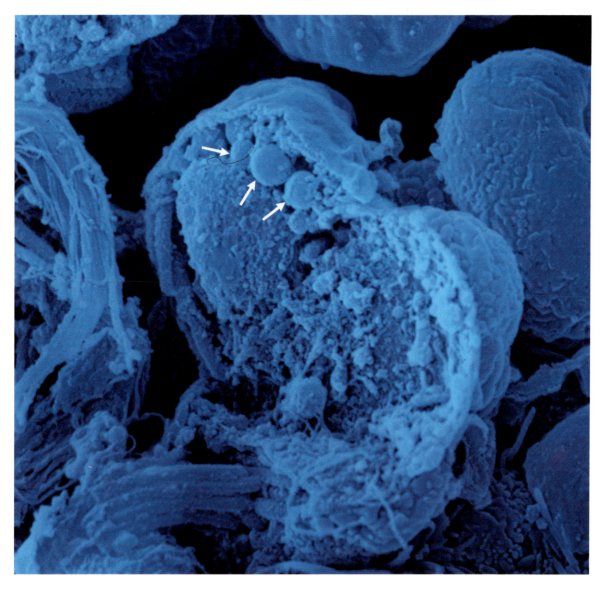

Abb. 15
Anschnitt der Sekretkuppe einer Clarazelle. Neben dem Zellkern sekretorische Granula (Pfeile), die sich der Zellmembran von innen anlegen. Tubuläre und filamentäre Grundstruktur des Zytoplasmas.
Rasterelektronenmikroskopische Aufnahme
Vergrößerung: 5000 ×

Abb. 14
Abgelöster Sekretkomplex über einer Clarazelle zwischen den Zilien. Der Komplex mit lockerer granulärer und feinfilamentärer Grundstruktur ist von Zellmembran umgeben. Die Zellmembran des basalen Zellanteiles ist geschlossen.
Transmissionselektronenmikroskopische Aufnahme
Vergrößerung: 34 000 ×

geben, daß eine Surfactantbildung nur in den Pneumozyten II des Alveolarepithels möglich ist. Wahrscheinlich werden kontinuierlich, vom ersten Atemzug an, Surfactantanteile bei der Atmung aus dem Alveolarraum in die Bronchioli transportiert. (van Golde 1984). Autoradiographische Untersuchungen haben gezeigt, daß eine Anreicherung des Cholins als spezifischer Vorläufer des Lipidanteiles des Surfactant nur in den Pneumozyten II und nicht in den Clarazellen erfolgt. Ein morphologisches Substrat, das für eine Surfactantsynthese in den Clarazellen spricht, ist auch nach den elektronenmikroskopischen Befunden an den Clarazellen nicht zu ermitteln (Chevallier und Collet 1972, Petrik und Collet 1974). 3H-Leucin wurde dagegen in die sekretorischen Granula der Clarazellen und in die Zellorganellen aufgenommen (Ebert et al 1976). Eine Reihe von Befunden weist darauf hin, daß die Clarazellen an der Proteinsynthese beteiligt sind und möglicherweise einen Proteinanteil des Surfactant bilden. Nach immunhistochemischen Befunden ist in den Clarazellen ein an das rauhe endoplasmatische Retikulum assoziiertes hochmolekulares Glukoprotein, das in höheren Konzentrationen auch in den Pneumozyten vorkommt und als Anteil des Surfactant aufgefaßt wird, nachweisbar (Balis et al 1985). Außerdem kann eine den Granula assoziierte Antileukinprotease (Mooren et al 1983) ermittelt werden, die neben β-1-Antitrypsin den bedeutendsten Proteinase-Inhibitor darstellt, das Gewebe vor dem proteolytischen Abbau schützt und in der bronchialen Lavageflüssigkeit den wichtigsten Inhibitor gegen die aus neutrophilen Granulozyten stammenden Proteinasen darstellt.

Aus dem Surfactant konnten bisher 4 Proteinanteile isoliert werden, die wahrscheinlich neben den Lipiden die oberflächenaktiven Eigenschaften des Substanzgemisches bestimmen. Sie werden als Sp A, Sp B, Sp C und Sp D bezeichnet.

Sp A (Molekulargewicht 28–36 KDa) bildet den größten Anteil der Surfactantproteine. Es wird in den Pneumozyten II und in den Clarazellen produziert und besitzt hydrophobe und hydrophile Anteile (Hagwood and Clements 1990).

Sp B (Molekulargewicht ca. 7 KDa) ist ein hydrophobes Protein, das auch in den Clarazellen und in den Pneumozyten II gebildet wird (Hagwood and Clements 1990).

Sp C (Molekulargewicht 5 KDa) ist ein sehr kleines Protein mit sehr starkem hydrophoben Charakter, das nur in den Pneumozyten II gebildet werden kann (Fisher et al 1989).

Sp D (Molekulargewicht 43 KDa) wird nur in den Pneumozyten II gebildet und spielt wahrscheinlich bei der lokalen Abwehr eine Rolle.

Physiologische Beobachtungen haben deutlich gemacht, daß dem Surfactant in den Bronchioli, wie im Alveolarraum, eine stabilisierende Wirkung zukommt. Der begrenzte reversible Kollaps der Bronchioli in der Exspirationsphase und die Anpassung der Lichtungsweite in der Inspiration ist bei der in dieser Zone ausgebildeten Anordnung des äußeren Wandaufbaus nur durch die Wirkung von Substanzen zu erklären, die die hier bestehenden Adhäsivkräfte durch die oberflächenaktiven Eigenschaften herabsetzen können.

Abb. 16
Bildung sekretorischer Granula im Zytoplasma einer Clarazelle. Im Bereich der perinukleären Golgifelder bis zur apikalen Zellmembran angeordnet, von Membranen begrenzte Granula (Pfeile) mit unterschiedlich dichter Matrix, die sich der Zellmembran von innen nähern. Basal angeschnitten der tief eingekerbte Zellkern der Clarazelle.
Transmissionselektronenmikroskopische Aufnahme
Vergrößerung: 27 200 x

Sekretschicht im Bronchiolus 25

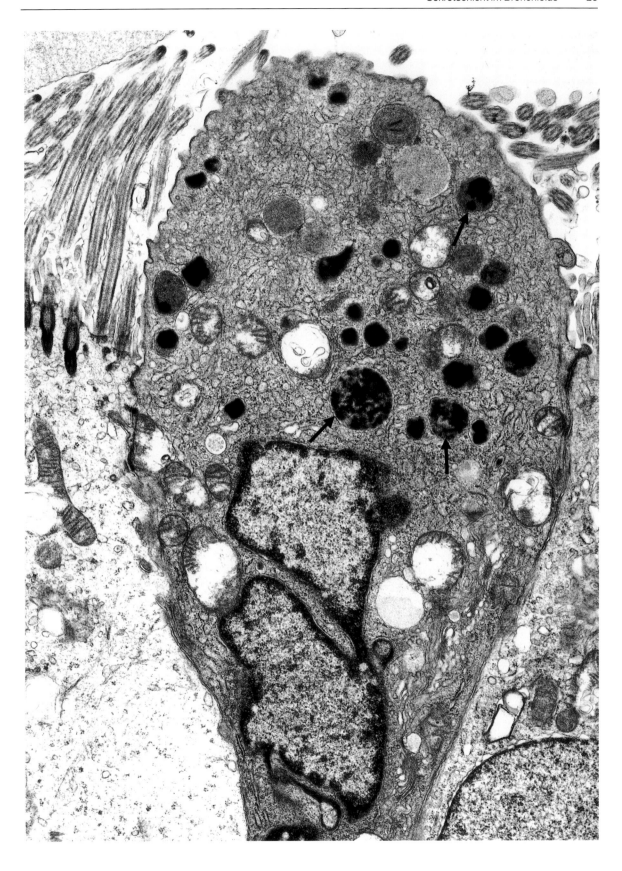

Anatomie der Bronchiolen

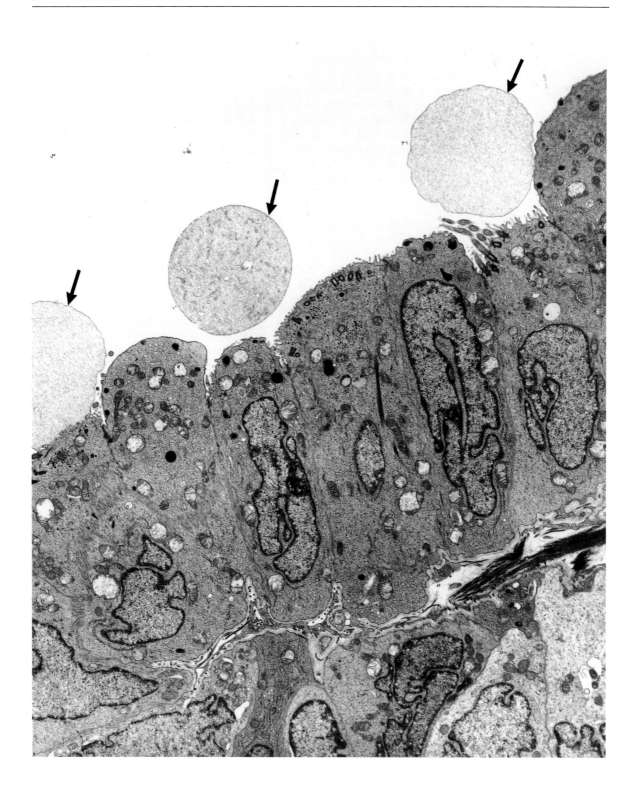

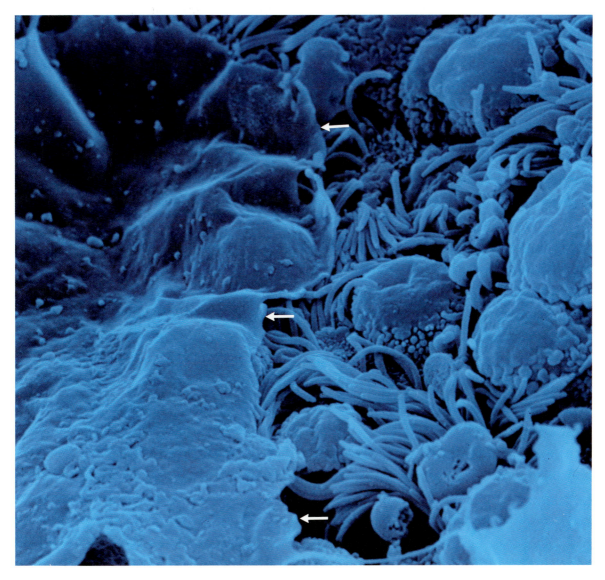

Abb. 18
Anordnung des Sekretes über dem Bronchiolusepithel. Flach ausgebreiteter Sekretplaque (Pfeile) über der Solphase und über den Zilien des Bronchiolusepithels. Daneben flache Erhebungen der Clarazellen.
Rasterelektronenmikroskopische Aufnahme
Vergrößerung: 5000 ×

Abb. 17
Abgelöste und in Ablösung stehende Sekretkomplexe auf der Oberfläche der Clarazellen. Durch eine gestaffelt ablaufende Sekretbildung und Ablösung von den Zellen wird das kontinuierlich durch die Zilienbewegung abtransportierte Sekret auf der Schleimhautoberfläche ersetzt.
Transmissionselektronenmikroskopische Aufnahme
Vergrößerung: 3800 ×

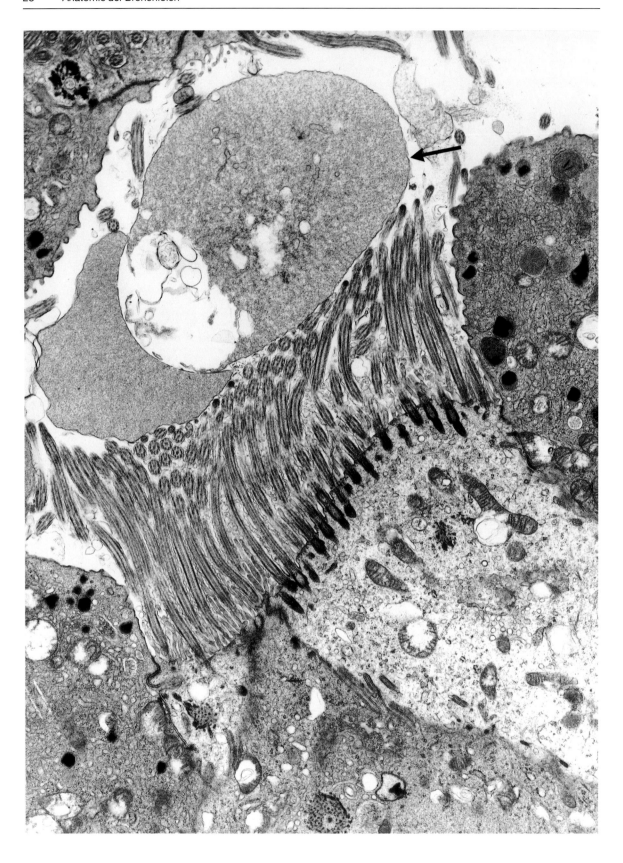

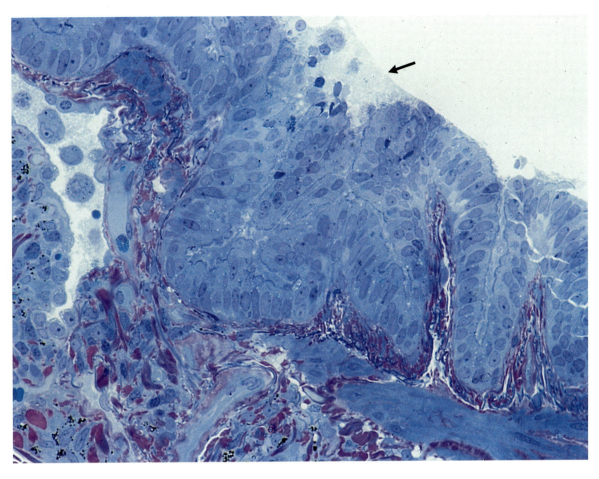

Abb. 20
Sekretanordnung über dem Bronchiolusepithel im Anschnitt (Pfeil). Über dem Epithel unterschiedlich dicke gelartige Sekretphase mit einzelnen Makrophagen. Gleichmäßige zylindrische Zellform des Bronchiolusepithels. Auffaltung des Epithels über der subepithelialen lockeren Bindegewebszone.
Lichtmikroskopische Aufnahme. Semidünnschnitt
Färbung: Basisches Fuchsin und Methylenblau
Vergrößerung: 680 ×

Abb. 19
Sekretkomplexe (Pfeil) über den Zilien und der Solphase über dem Epithel angeordnet. Die äußere Membranbegrenzung der Sekretkomplexe löst sich auf. Zwischen den Zilien in der Solphase und über den Zilien bläschenförmig angeordnetes Surfactantmaterial. In den Zilienzellen apikal angeordnete Mitochondrien. Neben der Zilienzelle im Zentrum Clarazellen mit flachen apikalen Erhebungen.
Transmissionselektronenmikroskopische Aufnahme
Vergrößerung: 12 000 ×

Anatomie der Bronchiolen

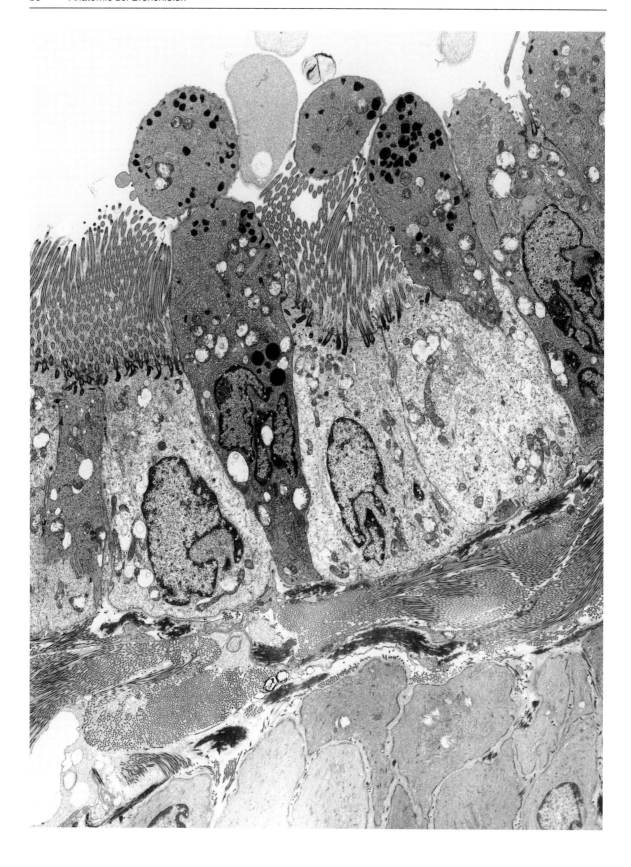

2.7 Aufbau der äußeren Wandschichten der Bronchioli (Abb. 21–23)

Die Stabilität der Bronchioluswand wird von der 8. Teilungsgeneration an, in der kein Knorpelgerüst mehr in den Wandanteilen angeordnet ist, wesentlich vom Aufbau der äußeren Wandschichten bestimmt. Unmittelbar an die Basallamelle des Bronchiolusepithels schließt sich eine schmale Schicht aus elastischen Fasern an, die aus einer Lage gitterförmig angeordneter elastischer Fasern mit einem mittleren Durchmesser von 1 bis 1,5 µm besteht. Darunter liegt eine innere Schicht aus einer Lage Kollagenfasern. Es schließt sich darunter eine Schicht glatter Muskulatur an, die aus miteinander in Verbindung stehenden Muskelzellen besteht. Die Muskelzellen enthalten gleichmäßig große, relativ gleichmäßig auf der Oberfläche eingekerbte Zellkerne. Perinukleär sind Anteile des endoplasmatischen Retikulums und Mitochondrien angeordnet. Der überwiegende Anteil des Zytoplasmas besteht aus den feinfilamentären kontraktilen Elementen.

Die äußeren Wandanteile bestehen aus einer breiten Schicht von Kollagenfasern aus gleichmäßig breiten, geflechtartig angeordneten Faserbündeln. Hier verlaufen die größeren markhaltigen und marklosen Nervenfasern und die Blut- und Lymphgefäße.

Feine Aufzweigungen der Nervenfasern durchdringen die Muskelschicht und gelangen bis unmittelbar in die subepitheliale Bindegewebszone. Die Endfasern der Nerven treten durch die Basallamelle in die Interzellularspalten des Epithels ein.

Abb. 21
Aufbau der äußeren Wandschichten des Bronchiolus. Unter dem Epithel eine Schicht aus unterschiedlich breiten gleichmäßig durchflochtenen Kollagenfaserbündeln. Darunter angeordnet die glatte Muskulatur bestehend aus mosaikartig zusammengesetzten Muskelzellen. Im Epithel plumpe kubisch geformte Zilienzellen und Clarazellen mit typischen kuppenförmigen Erhebungen.
Transmissionselektronenmikroskopische Aufnahme
Vergrößerung: 5400 ×

2.7.1 Innervation

Die Regulation der Sekretion in den Bronchioli und die Mechanismen des Sekrettransportes unterliegen einer autonomen, an das Epithel gebundenen Regulation. Diese Regulation erfolgt wahrscheinlich über ein intrazytoplasmatisches filamentäres System, das in den Kontaktzonen zwischen den Epithelzellen ansetzt. Über diese Bestandteile des Zytoskeletts können Informationen flächenhaft ausgebreitet werden und auf diese Weise eine geregelte synchronisierte Sekretbildung steuern und die streng koordinierte Zilienfunktion regeln. Die Funktion der einzelnen Bestandteile der Bronchiolusschleimhaut kann durch eine nervale Regulation modifiziert werden. Bis in die feinsten Aufzweigungen der Bronchioli sind Äste des Plexus peribronchialis mit markhaltigen und marklosen Anteilen zu verfolgen. Die Endfasern der Nerven treten durch die Basallamelle in das Epithel ein und legen sich der Zellmembran der Epithelzellen an.

In den Epithelzellen der Bronchioli sind bis zum Übergang in den Alveolargang differenzierte Anteile des Zytoskeletts immunhistochemisch und elektronenmikroskopisch nachzuweisen. Es besteht in den apikalen marginalen Anteilen des Zytoplasmas, vor allem in den Zilienzellen, ein feinfilamentäres System im Zytoplasma, das in die Mikrovilli auf der Zelloberfläche einstrahlt und an den interzellulären Kontaktflächen ansetzt. Es wird diskutiert, daß diese Strukturelemente an der interzellulären Informationsübertragung beteiligt sind und an der Synchronisation von Sekretion und Zilienaktivität mitwirken.

Da die Zahl der Zilienzellen zur Peripherie hin drastisch abnimmt und in den Endabschnitten fehlt, muß angenommen werden, daß hier kein aktiver Sekrettransport durch den Zilienschlag möglich ist. Die Hypophase der Alveolen und die Solphase der Sekretschicht in den Bronchioli ermöglichen die Gleitfähigkeit fester gelartiger Bestandteile, die auf der wasserhaltigen Phase schwimmen. Die Höhe und Stabilität der Solphase wird wahrscheinlich durch den aus den Alveolen stammenden Surfactant reguliert. Die morphologischen Befunde sprechen dafür, daß der in der Alveole als dünne Schicht angeordnete Surfactant beim Übertritt in die Bronchioli in eine bläschenförmige, schaumartige Struktur umgewandelt wird, die in der dünnflüssigen Phase des Sekretes einen relativ stabilen Anteil bildet und nur wenig weitertransportiert wird. Die in der Inspiration und Exspiration stark wechselnden Verhältnisse der Oberflächenspannung ermöglichen wahrscheinlich den passiven Transport der Sekretbestandteile aus der Alveole, über dem Epithel der Alveolargänge und im Bronchiolus alveolaris. In den nachgeschalteten Abschnitten des Bronchialsystems wird das Sekret von den Zilien erfaßt und aktiv weitertransportiert.

Licht- und elektronenmikroskopische Befunde zeigen in Abstimmung mit den pathophysiologischen Untersuchungsergebnissen, daß es gelingt, ein Konzept der funktionellen Morphologie der peripheren Atemwege zu entwickeln. Trotz der relativ einfachen Grundstruktur können komplizierte aufeinander ab-

Abb. 22
Äußere Wandschichten des Bronchiolus. Unmittelbar unter dem Epithel eine Zone aus elastischen Fasern (Pfeile) und Kollagenfaserbündeln. Anschließend längsgetroffene Muskelzellen. Außen eine breite aus groben Kollagenfasern bestehende Schicht. Die Fasern zeigen eine gitterförmige Durchflechtung und sind z. T. quer, z. T. längs getroffen.
Transmissionselektronenmikroskopische Aufnahme
Vergrößerung: 5400 ×

Aufbau der äußeren Wandschichten der Bronchioli

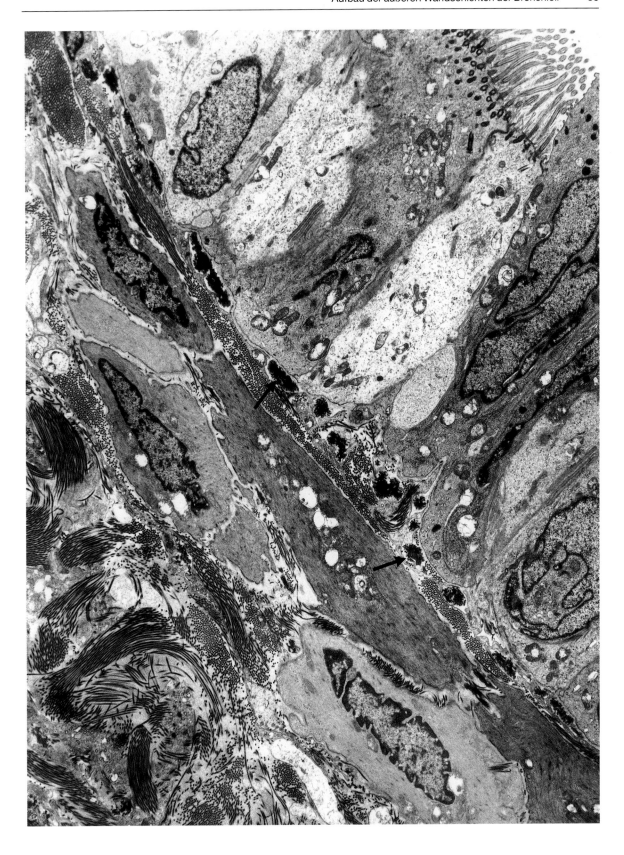

gestimmte zelluläre Leistungen erbracht werden. Es wird deutlich, daß die einzelnen Funktionen einem differenzierten Regulationsmechanismus unterliegen, der gewährleistet, daß die Aktivität der Sekretion den aktuellen Bedürfnissen angepaßt und die Ausscheidung der entstehenden Sekretmengen möglich wird. Die morphologischen Befunde lassen erkennen, daß trotz der Übereinstimmung des Bauprinzips in den zentralen und peripheren Bronchusabschnitten in der Peripherie Besonderheiten bestehen, die die besonders empfindliche Reaktionsweise dieser Strukturen erklären können. Diese Besonderheiten beziehen sich vor allem auf die Form der Sekretion in den respiratorischen Bronchiolen. Die Zusammensetzung und Viskosität des Sekrets ist so abgestimmt, daß auch in den Endabschnitten der Aufzweigungen in den zilienfreien Arealen ein passiver Sekrettransport auf der Schleimhaut möglich ist. Für die Gleitfähigkeit des Sekretes und die Stabilität der Bronchioluswand, vor allem bei der Anpassung der Lichtungsweite in der Inspirations- und Exspirationsphase der Atmung, hat der über dem Epithel angeordnete schaumartige Surfactant eine besondere Bedeutung. Die Funktion der terminalen respiratorischen Einheit ist ohne Mitwirkung dieser oberflächenaktiven Substanzen auch nach den pathophysiologischen Untersuchungen nicht möglich.

Abb. 23
Innervation des Bronchiolus. In den tieferen Wandschichten zwischen den Kollagenfasern angeordnet ein Bündel aus markhaltigen Nervenfasern (Pfeile). Am Epithel Clarazellen und Zilienzellen in typischer Verteilung.
Transmissionselektronenmikroskopische Aufnahme
Vergrößerung: 5000 ×

Aufbau der äußeren Wandschichten der Bronchioli

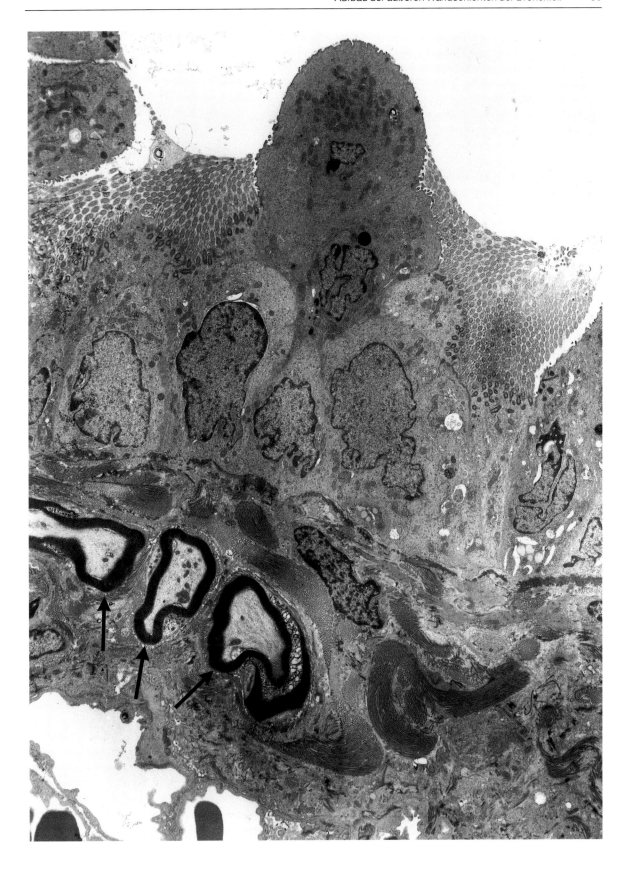

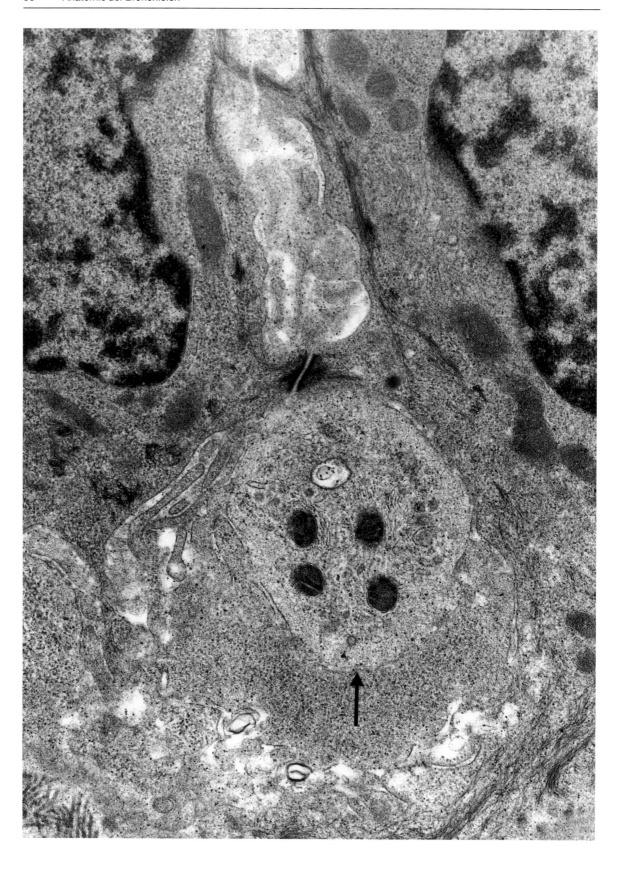

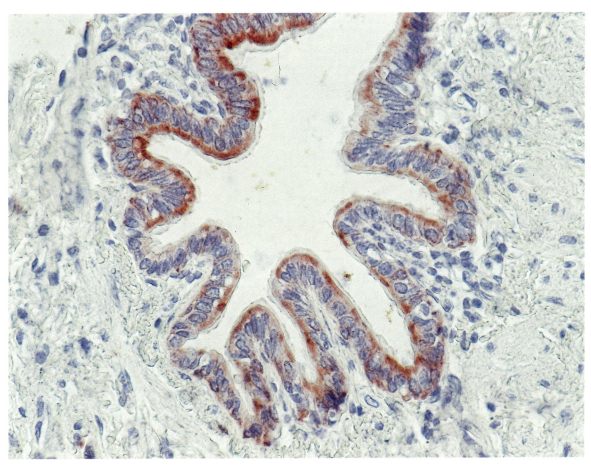

Abb. 25
Darstellung des Zytoskeletts am Bronchiolusepithel mit immunhistochemischer Reaktion auf Zytokeratin. Intensive Anfärbung in den apikalen Zellabschnitten im Bereich des intrazytoplasmatischen, apikalen, marginalen Filamentsystems. Zytokeratinreaktion.
Vergrößerung: 420 ×

Abb. 24
Intraepitheliale Nervenendigung im Bronchiolusepithel (Pfeil). Im Anschnitt tubuläre Grundstruktur und typische, kleine Mitochondrien mit dichter Matrix.
Transmissionselektronenmikroskopische Aufnahme
Vergrößerung: 17 800 ×

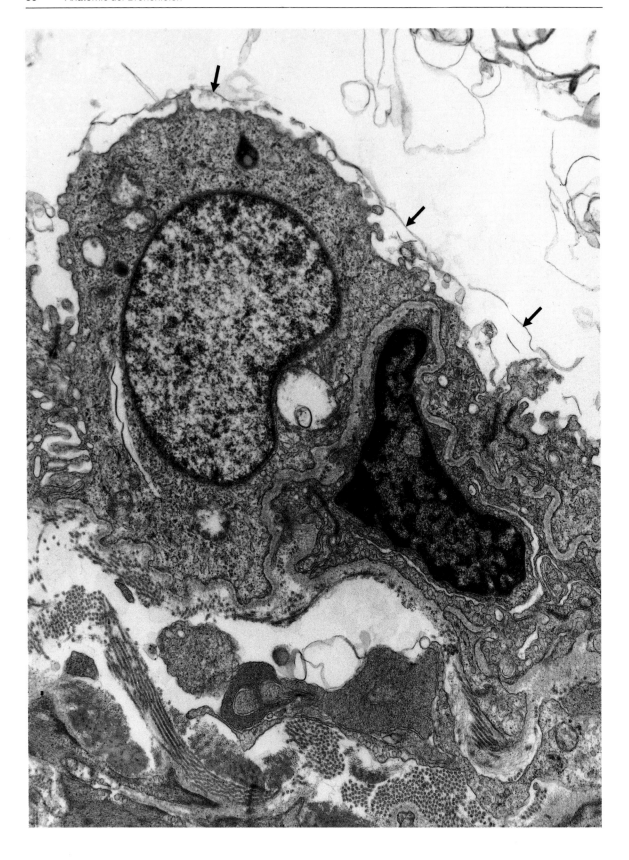

3 Bronchiolitis

Nachdem die Bronchiolitis zunächst lediglich als Begleiterscheinung bei Masern, Influenza und Pertussis aufgefaßt wurde (Wohl und Chernik 1978), beschrieben Engle und Newns (1940) die Bronchiolitis als selbständige Krankheitseinheit, für die sie eine virale Genese annahmen. Adenovirus Typ 7, 3 und 21, Rhino-Viren, Parainfluenza-Viren, Mumps-Viren, Mykoplasma pneumoniae können eine Bronchiolitis auslösen.

"Bronchiolitis" ist die generelle Bezeichnung für verschiedene klinische Formen der Entzündung der kleinen Atemwege (Myers und Colby 1993). Es entwickeln sich dabei keine typischen histologischen Veränderungen, so daß aus dem morphologischen Substrat nur selten eine ätiologische Zuordnung der Veränderungen möglich ist. Der von Hoog et al (1968) eingeführte Begriff der "small airways disease" soll die chronischen entzündlichen Veränderungen umfassen, die sich besonders bei Rauchern mit chronischer obstruktiver Lungenerkrankung mit mäßiger oder schwerer Atemwegsobstruktion entwickeln können. Macklem et al (1970) verwendeten diese Bezeichnung jedoch für ein idiopathisches Syndrom der Atemwegsobstruktion bei Patienten ohne Emphysem oder chronischer Bronchitis. Bei den Patienten können chronische peribronchioläre Entzündungen und konzentrische peribronchioläre Fibrosen unterschiedlichen Schweregrades nachgewiesen werden. Sie beruhen auf eine Fibrosierung in der Wand der terminalen Bronchiolen und der Alveolargänge. In der Regel korrelieren die histologisch nachweisbaren Veränderungen mit dem Schweregrad der klinischen Erscheinungen und den radiologisch nachweisbaren Veränderungen.

Die Infektionen mit RSV-Viren hat für die Entwicklung der Bronchiolitis eine besondere Bedeutung (Wohl und Chernik 1978). Die RSV-Viren gehören zu der Gruppe der Paramyxo-Viren, zu denen auch die Parainfluenza-Viren, die Mumps- und Masern-Viren gerechnet werden.

Es treten jährlich RSV-Virusepidemien auf, die von November bis März andauern können. Charakteristischerweise breiten sie sich innerhalb von Familien aus, wobei zunächst ältere Familienmitglieder die Erkrankung in die Familien bringen, in denen dann vor allem Kinder erkranken. Die RSV-Virusinfektion kann mit einer Erkrankung der Ohren, des Respirationstraktes, Krupp, Bronchitis und einer Bronchiolitis und dann mit einer Pneumonie einhergehen. Bei 6% der Patienten, bei denen eine RSV-Virusinfektion nachgewiesen werden konnte, bestand eine Bronchiolitis.

Vergleichende Untersuchungen der Atemwege von Kindern und Erwachsenen bieten eine logische Erklärung dafür, daß die Bronchiolitis bei Kindern häufiger entsteht als bei Erwachsenen und bei Kindern auch einen schwereren Verlauf zeigt (Wohl und Chernik 1978). Die systematische Teilung mit 18 Teilungsgenerationen des Bronchialsystems ist in der 16. Fetalwoche abgeschlossen. Bei der Geburt ist die Zahl der Atemwege genau so ausgebildet, wie beim Erwachsenen. Durch die Anwendung der retrograden Kathetertechnik ist jedoch der Unterschied zwischen den Atemwegen des Kindes und denen des Erwachsenen zu ermitteln. Proximal der 15. Generation der Bronchusteilung ändert sich der Anteil der Atemwege pro Gramm Lungengewebe nicht. In den periphe-

Abb. 26
Alveolargang mit kubischem Epithel. Eine über dem Epithel angeordnete Surfactantschicht (Pfeile) über einer optisch leeren Flüssigkeitsphase. In der Lichtung bläschenförmig und schaumartig umgewandelter Surfactantanteil.
Transmissionselektronenmikroskopische Aufnahme
Vergrößerung: 71 200 ×

ren Abschnitten nimmt jedoch der Anteil des luftleitenden Systems vom 5. Lebensjahr an drastisch zu. Daraus folgt, daß die peripheren Atemwege in den ersten Lebensjahren besonders eng sind. Daraus ist abzuleiten, daß die Entzündungen der peripheren Atemwege einen größeren Effekt beim Anstieg der Resistenz im Kindesalter haben müssen als bei Erwachsenen (Hogg et al 1968).

Kollaterale Kanalsysteme für die Ventilation, wie die Kohn'schen Poren, sind in der kindlichen Lunge kleiner und in geringerer Anzahl ausgebildet als beim Erwachsenen. Die herdförmige Atelektase als Folge einer Bronchiolitis bildet sich daher eher bei Kindern aus als bei Erwachsenen. Engle (1962) konnte zeigen, daß bei Kindern vor dem 3. Lebensjahr in der Bronchioluswand der Muskelanteil nur gering ausgebildet ist. Die Museklfasern sind zusammen mit elastischen Fasern am Übergang und in den Alveolargängen der Kleinkinder ausgebildet. Nach der anatomischen Grundstruktur der glatten Muskulatur kann der Muskelspasmus daher bei der Bronchiolitis keine wesentliche Rolle spielen. Wahrscheinlich hat die Zusammensetzung des Sekretes der Bronchioli für die Entwicklung der bronchialen Obstruktion deshalb auch beim Erwachsenen eine besondere Bedeutung.

Nahezu alle Fälle mit einer Bronchiolitis, die vor dem 2. Lebensjahr auftreten, beruhen auf einer Virusinfektion mit Respiratory-Synzytial-Virus (RSV) Parainfluenzaviren Typ I und III, Adenoviren, Influenza A und B oder Mykoplasma pneumoniae. Bei den Kindern, bei denen ein Erreger ermittelt werden konnte, kommen in etwa 34 % der Fälle RSV, in 20 % Parainfluenza III und in 11 % Mykoplasma pneumoniae und Parainfluenzaviren Typ I vor (Glezen et al 1971, Henderson et al 1979). Im Gegensatz zu der Häufigkeit der RSV-Infektionen ist die Rate der Parainfluenza Typ I Infektionen in den ersten 6 Monaten selten. Sie kommen häufiger zwischen dem 7. und 12. Lebensmonat vor. Diese Beobachtung hat zu der Annahme geführt, daß die mütterlichen Antikörper in den ersten Lebensmonaten bei der Infektionsabwehr eine große Rolle spielen.

Durch systematische serologische Untersuchungen konnte festgestellt werden, daß etwa 50 % aller Kinder bis zum Ende des 1. Lebensjahres eine RSV-Infektion durchgemacht haben müssen. Am Ende des 2. Lebensjahres sind nahezu bei allen Probanden die serologischen Reaktionen positiv (Glezen et al 1977).

Die Bronchiolitis bei Säuglingen und Kindern tritt weltweit periodisch meistens im späten Winter und zu Beginn des Frühlings auf (Penn und Liu 1993). Die Erkrankung verläuft bei Kindern in den meisten Fällen akut und selten chronisch und kann am häufigsten nach Adenovirusinfektionen in einen chronisch-obstruktiven Prozeß und in eine Bronchiolitis obliterans übergehen.

Die viral ausgelöste Bronchiolitis bei älteren Kindern und Erwachsenen wird nur selten diagnostiziert. Über eine Bronchiolitis obliterans beim Erwachsenen wurde bei Masern, Pertussis und nach Inhalation irritativer Gase berichtet. Eine ausgeprägte und progressive Atemwegsobstruktion mit einer Bronchiolitis obliterans ohne chronische Bronchitis und Emphysem wurde bei der rheumatoiden Arthritis beobachtet (Geddes et al 1977).

Die Bronchiolitis ist also eine, vor allem bei Kleinkindern auftretende und meistens auf eine Infektion mit RSV-Viren beruhende Erkrankung, die rasch zu einer respiratorischen Insuffizienz führen kann. Sie kann auch im Erwachsenenalter auftreten und ist meistens klinisch nur schwer zu diagnostizieren. Die Bronchiolitis obliterans ist meistens Folge einer Adenovirusinfektion kann durch die Inhalation irritativer Gase und Aspiration von Mageninhalt ausgelöst werden. Über die Häufigkeit der Erkrankung ist bisher nur wenig bekannt, weil viele Fälle wahrscheinlich nicht diagnostisch erfaßt werden können.

Viele Erkrankungen, die mit einer Bronchiolitis einhergehen, zeigen unterschiedliche histologische Veränderungen, bei denen proliferative und konstriktive Formen unterschieden werden. Die Faktoren, die für diese verschiedenen Formen verantwortlich sind, konnten bisher noch nicht ermittelt werden. Es ist für die differentialdiagnostische Einordnung deshalb wichtig, sowohl die histologischen Veränderungen zu klassifizieren, als auch die ätiologischen Faktoren zu ermitteln. Manche Befunde weisen darauf hin, daß die proliferative Bronchiolitis eine frühe Form der Veränderung darstellt, die sich ganz oder teilweise zurückbilden kann. Die konstriktive Bronchiolitis ist

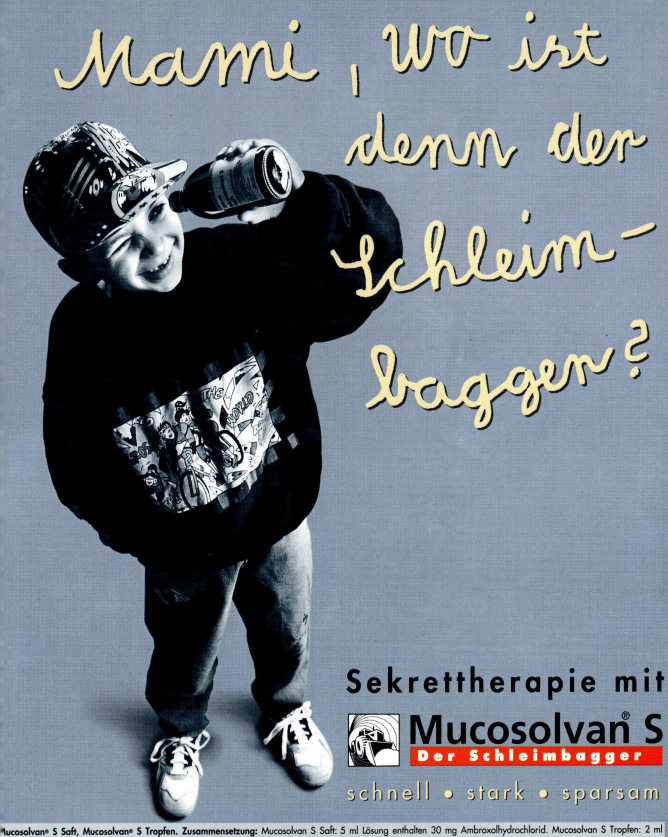

Mami, wo ist denn der Schleimbagger?

Sekrettherapie mit Mucosolvan® S
Der Schleimbagger

schnell • stark • sparsam

Mucosolvan® S Saft, Mucosolvan® S Tropfen. **Zusammensetzung:** Mucosolvan S Saft: 5 ml Lösung enthalten 30 mg Ambroxolhydrochlorid. Mucosolvan S Tropfen: 2 ml Lösung enthalten 30 mg Ambroxolhydrochlorid. **Anwendungsgebiete:** Erkrankungen der Luftwege, die mit starker Sekretion eines zähen Schleims einhergehen: Akute und chronische Formen der Atemwegserkrankungen, vor allem akute und chronische Bronchitis, Bronchiektasie, asthmoide Bronchitis, Asthma bronchiale, Bronchiolitis, Mukoviszidose. **Gegenanzeigen:** Überempfindlichkeit gegen Ambroxol und Benzoate. Vorsicht bei gestörter Bronchomotorik und größeren Sekretmengen sowie Fructoseintoleranz, Schwangerschaft, Stillzeit. **Nebenwirkungen:** Selten Magen-Darmbeschwerden sowie allergische Reaktionen. Trockenheit des Mundes und der Luftwege, Sialorrhö, Rhinorrhö, Obstipation und Dysurie. In einem Fall anaphylaktischer Schock und allergische Kontaktdermatitis. **Wechselwirkungen mit anderen Mitteln:** Verstärkte Penetration von Amoxicillin, Cefuroxim, Erythromycin und Doxycyclin. **Hinweise:** Bei schwerer Niereninsuffizienz Erhaltungsdosis vermindern oder Dosierungsintervall verlängern. **Darreichungsformen und Packungsgrößen:** Tropfen: OP mit 50 ml (N2) 11,24 DM. OP mit 100 ml (N3) 19,73 DM. Saft: OP mit 100 ml (N1) 10,07 DM. OP mit 250 ml (N2) 21,25 DM. Klinikpackungen. Preisänderung vorbehalten. Stand Januar 1994. Dr. Karl Thomae GmbH, 88397 Biberach an der Riss. Thomae

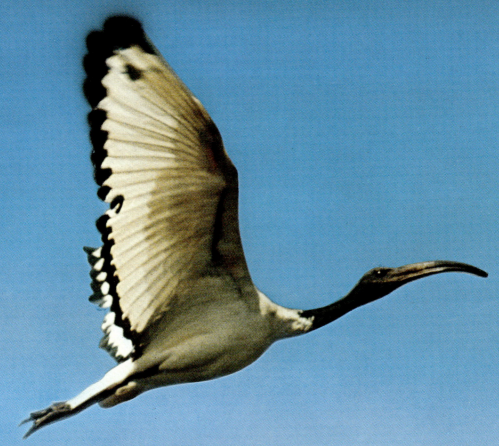

Vertrauen in die Luft die trägt

Spiropent®

das zuverlässige Basistherapeutikum
bei asthmoider Bronchitis und Asthma bronchiale.

Spiropent®, Spiropent® mite. Zusammensetzung: 1 Spiropent Tablette enthält: Clenbuterolhydrochlorid 0,02 mg, 1 ml Spiropent Lösung (= 20 Tropfen) enthält: Clenbuterolhydrochlorid 0,059 mg. 7 Tropfen entsprechen 0,02mg Clenbuterolhydrochlorid. 5 ml Spiropent Saft enthalten: Clenbuterolhydrochlorid 0,005 mg sowie 1,4g Sorbit entsprechend 24 kJ (0,12 BE). 1 Spiropent mite Tablette enthält: Clenbuterolhydrochlorid 0,01 mg. **Anwendungsgebiete:** Zur Frühbehandlung und Therapie von Erkrankungen des chronisch-asthmatischen Formenkreises, insbesondere bei Asthma bronchiale, asthmoider Bronchitis, chronischer Bronchitis und Emphysembronchitis. **Gegenanzeigen:** Bei bekannter Überempfindlichkeit gegen Clenbuterol soll Spiropent nicht angewendet werden. Spiropent darf nicht angewendet werden bei Thyreotoxikose, idiopathischer subvalvulärer hypertropher Aortenstenose, tachykarden Arrhythmien hypertrophen obstruktiven Kardiomyopathie. Bei Patienten mit frischem Herzinfarkt sollte die Behandlung vorsichtig mit niedriger Dosierung erfolgen. In vorklinischen Untersuchungen wurde festgestellt, daß die Wirksubstanz Clenbuterol auch bei hoher Dosierung keine keimschädigenden Eigenschaften besitzt. Trotzdem sollte das Präparat während der ersten 3 Monate der Schwangerschaft nicht und danach nur nach sorgfältiger Nutzen-Risiko-Abwägung eingenommen werden. Wegen des ausgeprägten wehenhemmenden Effektes der Wirksubstanz Clenbuterol sollte Spiropent in den letzten Tagen vor einer Geburt nur nach ärztlicher Beratung angewendet werden. In vorklinischen Untersuchungen zeigte sich, daß Clenbuterol in die Muttermilch übergeht. Falls während der Stillzeit eine Behandlung mit Spiropent erforderlich ist, sollte daher abgestillt werden. **Nebenwirkungen:** Insbesondere zu Beginn der Behandlung können häufig Erscheinungen wie feines Fingerzittern und/oder Unruhegefühl, Kopfschmerzen und Herzklopfen auftreten. Solche Begleiterscheinungen verschwinden bei Fortführung der Therapie im allgemeinen spätestens nach 1 bis 2 Wochen. In sehr seltenen Fällen können allergische Reaktionen auftreten (z.B.Juckreiz, Hautausschlag, Hautrötung, Thrombopenie (Verminderung der Blutplättchen), Gesichtsschwellung, Nephritis (Nierenentzündung)). In Analogie zu anderen β-Sympathikomimetika können erhöhte Herzfrequenz, in Einzelfällen pektanginöse Beschwerden (Brust- und Herzbeklemmung) sowie ventrikuläre Extrasystolie (Herzrhythmusstörung) auftreten; die Kaliumkonzentration im Serum kann unter der Behandlung absinken. **Wechselwirkungen mit anderen Mitteln:** Die Gabe von β-Rezeptorenblocker hebt die Wirkung von Clenbuterol auf und kann zu einer schweren Verengung der Bronchien führen.Bei gleichzeitiger Verabreichung von Spiropent mit anderen β-sympathikomimetisch wirkenden Substanzen sowie Methylxanthinderivaten (z.B. Theophyllin) können insbesondere die kardialen Nebenwirkungen (z.B. erhöhte Herzfrequenz, Herzrhythmusstörung) zunehmen. In Analogie zu anderen β-Sympathikomimetika ist eine erhöhte Arrhythmiegefahr bei gleichzeitiger Narkose mit halogenierten Kohlenwasserstoffen nicht auszuschließen. Die gleichzeitige Anwendung von Clenbuterol und Monoaminooxydasehemmstoffen oder trizyklischen Antidepressiva kann eine verstärkte Wirkung von Clenbuterol auf das Herz-Kreislauf-System auslösen. **Darreichungsformen und Packungsgrößen:** Spiropent Tabletten: Originalpackung mit 20 Tabletten (N1) DM 11,30, Originalpackung mit 50 Tabletten (N2) DM 24,93, Originalpackung mit 100 Tabletten (N3) DM 45,36. Spiropent Tropfen: Originalpackung mit 10ml Lösung (N1) DM 37,62, Originalpackung mit 30ml Lösung (N2) DM 77,80. Spiropent Saft: Originalpackung mit 100ml Saft (N1) DM 10,15, Originalpackung mit 250 ml Saft (N1) DM 25,37. Spiropent mite: Originalpackung mit 20 Tabletten (N1) DM 8,11, Originalpackung mit 50 Tabletten (N2) DM 17,91. Klinikpackungen. -Preisänderungen vorbehalten. Dr. Karl Thomae GmbH, Biberach an der Riss

eine seltene Veränderung, die auf dem Boden einer persistierenden proliferativen Bronchiolitis entsteht. Meistens ist die konstriktive Bronchiolitis ein eigenständiger Prozeß, bei dem die Form, die Ausdehnung und der Schweregrad vom initialen Insult abhängig ist.

Der Begriff "konstriktive Bronchiolitis" wird für verschiedene klinische und histologische Veränderungen verwandt (King 1989, Myers und Colby 1991). In der klinischen Literatur wird der Begriff für eine heterogene Erkrankungsgruppe verwendet, die mit Ventilationsstörungen einhergeht. Mit der Bronchiolitis obliterans werden dagegen histologische Veränderungen bezeichnet, die mehr mit einer Reduktion des Gasvolumens als mit einer Atemwegsobstruktion einhergehen.

Myers und Colby (1993) schlagen vor, die Bezeichnung "konstriktive Bronchiolitis" nur für eine Erkrankung zu verwenden, die mit einer Atemwegsobstruktion einhergeht und die durch eine bronchioläre und peribronchioläre Entzündung mit einer Fibrose gekennzeichnet ist. Die Bezeichnung "obliterative Bronchiolitis" oder "echte Bronchiolitis obliterans" sind für diese Situation gebräuchlich.

Die konstriktive Bronchiolitis ist also als besondere Form der Bronchiolitis obliterans aufzufassen. Sie ist selten und kommt vor allem bei Patienten mit rheumatoider Arthritis und rheumatischen Gefäßerkrankungen vor. Sie wird vor allem bei Frauen im 6. Lebensjahrzehnt beobachtet (Epler 1979, Murphy et al 1981, Penny et al 1982).

Die kryptogenetische Form der Bronchiolitis obliterans und der organisierenden Pneumonie muß differentialdiagnostisch gegen den organisierenden diffusen Alveolarschaden und gegen die fibrosierende interstitielle Pneumonie abgegrenzt werden. Die Diagnose ist vor allem an kleinen Biopsiepräparaten schwierig, weil die histologischen Veränderungen der verschiedenen Erkrankungen sehr ähnlich sein können (Myers und Colby 1993).

Die Röntgenologische Untersuchung ergibt für die Diagnose der Bronchiolitis nur wenig effektive Hinweise (Lynch 1993). Die idiopathische und die sekundäre Form der proliferativen Bronchiolitis zeigen die gleichen röntgenologischen Veränderungen. Beide Formen sind durch meist peripher ausgebildete fleckförmige Veränderungen der Lufträume gekennzeichnet. Bei der primären und sekundären konstriktiven Bronchiolitis ist das Thoraxröntgenbild häufig nicht typisch. Lobuläre hyperluzente Areale im Computertomogram mit oder ohne Bronchiektasen können diagnostische Hinweise auf eine Bronchiolitis bieten. Eine röntgenologische Differenzierung der verschiedenen Formen der Bronchiolitis ist in der Regel nicht möglich.

Die organisierende Phase des diffusen Alveolarschadens ist auch durch eine intraalveoläre Granulationsgewebsbildung gekennzeichnet. Die Veränderungen unterscheiden sich von der Bronchiolitis obliterans und der organisierenden Pneumonie durch eine diffuse Verteilung, durch die gleichförmige Ausprägung und durch das Überwiegen der interstitiellen entzündlichen Reaktion. Die Granulationsgewebsbildung geht mit der Entwicklung einer myxoiden Matrix einher.

Tabelle 1
Klinische Syndrome, die mit einer konstriktiven Bronchiolitis einhergehen (Myers and Colby 1993)

1. Transplantationen
Empfänger von Knochenmarktransplantaten
Empfänger von Herz-Lungen-Transplantaten

2. Kollagenosen
Rheumatoide Arthritis
Eosinophile Faszeitis
Systematisierter Lupus Erythemathodes

3. Nach Infektionen
Virusinfektionen (RSV, Adenoviren, Influenza, Parainfluenza)
Mycoplasma

4. Inhalation toxischer Gase
Stickstoffdioxid
Schwefeldioxid
Ammoniak
Chloride
Phosgene

5. Medikamente
Penicillamin
Lomustine

6. Ulzeröse Kolitis

7. Idiopathisch

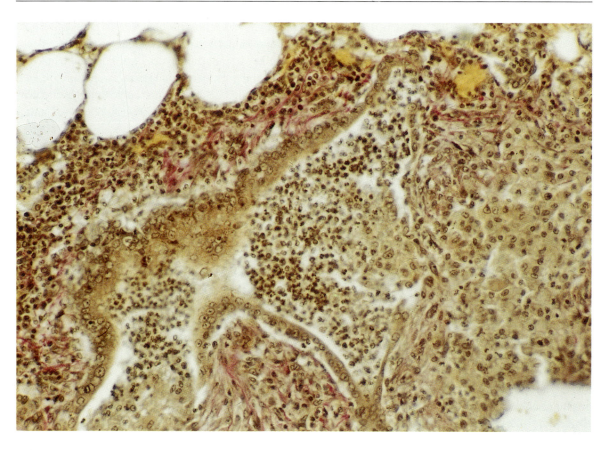

Abb. 27
Experimentelle Bronchiolitis durch Inhalation von SO_2 bei der Ratte. Ulzeröse und eitrige Entzündung. Dichte lymphozytäre Infiltrate im peribronchiolären Bindegewebe. Im Alveolargang dichte Makrophagenansammlungen.
Färbung: Elastica van Gieson
Vergrößerung: 320 ×

3.1 Experimentelle Untersuchungen zur Pathogenese der Bronchiolitis
(Abb. 27–32)

Die bei der Entwicklung der Bronchiolitis auftretenden Gesetzmäßigkeiten des formal pathogenetischen Ablaufs können nur durch zeitlich gestaffelte tierexperimentelle Untersuchungen erfaßt werden, da systematisch und sequentiell entnommenes Biopsiematerial für derartige Untersuchungen nicht bereitgestellt werden kann. Bei der langzeitigen und hochdosierten Inhalation von SO_2 kann die Entwicklung einer von den Bronchien in die Bronchiolen fortgeleiteten entzündlichen Reaktion beobachtet werden (Morgenroth 1980).

Die in der Solphase der Sekretschichten gelösten toxischen Gase wirken direkt auf die Zellmembranen des Bronchialepithels. Die Zilien haben sich dabei als besonders empfindliche Zellanteile erwiesen. Die Zilien brechen ab und werden mit dem Sekret nach außen abgegeben. Es tritt eine Aktivierung der Sekretion an den Clarazellen auf. Es entwickelt sich durch ein subepitheliales Ödem eine Abhebung des Bronchiolusepithels von der Basalmembran, und es entstehen unterschiedlich breite Nekrosen des Bronchiolusepithels. Die fortgeschrittenen Stadien dieser durch Inhalation toxischer Gase ausgelösten entzündlichen Reaktion sind durch die Entwicklung von pfropfartig angeordneten Granulationsgewebsbildungen im Bereich der Nekrosen gekennzeichnet. Aus der subepithelialen Bindegewebszone sproßt im Bereich der Nekrosen des Bronchiolusepithels kapillarreiches Granulationsgewebe in die Bronchioluslichtungen ein. Es kommt zu einer spaltförmigen Einengung und schließlich zu einem narbigen Verschluß der Bronchioluslichtung mit nachgeschalteter Athelektase.

Je nach Verlaufsdauer der entzündlichen Reaktion ist am Epithel eine verstärkte reparative Epithelproliferation zu beobachten, die mit einer Epithelhyperplasie und einer mehr oder minder ausgeprägten Dysplasie einhergehen kann. Peribronchiolär entwickelt sich eine progrediente Vernarbung mit einer ausgeprägten Verziehung und einem Umbau der Alveolarstruktur.

Der Ablauf und die Veränderungen bei der durch Viren ausgelösten Bronchiolitis ist durch experimentelle Untersuchungen zu erfassen. Bei der experimentell durchgeführten RSV-Virusinfektion des Kalbes konnten die Veränderungen von der initialen Phase der Infektion bis zur voll entwickelten isoliert an den Bronchiolen ausgebildeten entzündlichen Reaktion verfolgt werden (Philippou et al 1993). Dabei ergibt sich eine direkte Korrelation der klinischen Symptomatik mit den morphologischen Befunden.

In einem Zeitraum von 3 Tagen nach der Infektion entstehen in der Lunge unterschiedlich große, konfluierende, unregelmäßig verteilte, auf einzelne Läppchen und Läppchengruppen begrenzte Athelektasen. Die zugeordneten Bronchiolen sind mit einem granulozytenreichen Exsudat ausgefüllt. In den Lichtungen sind abgeschilferte Epithelzellen nachzuweisen, in denen vereinzelt runde und dichte Einschlußkörper auftreten. Das Epithel ist von Granulozyten durchsetzt. Auch im peribronchiolären Bindegewebe besteht eine dichte granulozytäre Infiltration, der sich außen eine lymphozytenreiche Zone anschließt. Daneben bestehen Areale, in denen weder an den Bronchiolen noch an den Alveolen Veränderungen auszumachen sind.

An den Epithelzellen sind systematisch die durch den Virusbefall ausgelösten Veränderungen zu ermitteln. In den Bronchioluslichtungen sind die inhalativ in einem Aerosol applizierten Viren frei nachweisbar. Sie nehmen mit den Zellmembranen an den Zilien und an den Mikrovilli direkten Kontakt auf. Die Zellmembran der Zilien wird im Bereich des Virusbefalls herdförmig aufgelöst, so daß die inneren Tubuli freigelegt werden. Es entstehen unterschiedlich große Zilienfragmente, die in die Lichtung abgestoßen werden.

Die Viren sind in unterschiedlicher Dichte und in verschiedenen Entwicklungsphasen anschließend im Zytoplasma der Epithelzellen zu beobachten. Die Virusteilchen legen sich den Filamenten des Zytoskeletts an und bilden unterschiedlich große Komplexe, in denen sie abgrenzbar sind. Perinukleär und apikal entstehen optisch leere Vakuolen. Die Intermediärfilamente und die zytoplasmatischen Mikrotubuli werden auseinandergedrängt. Das Skelettsystem wird hochgradig reduziert. Es entwickelt sich eine Erweiterung der Interzellularspalten und einzelne, oder in Gruppen angeordnete Nekrosen der Epithelzellen. Die nekrotischen Zellen werden in die Bronchioluslichtung abgestoßen.

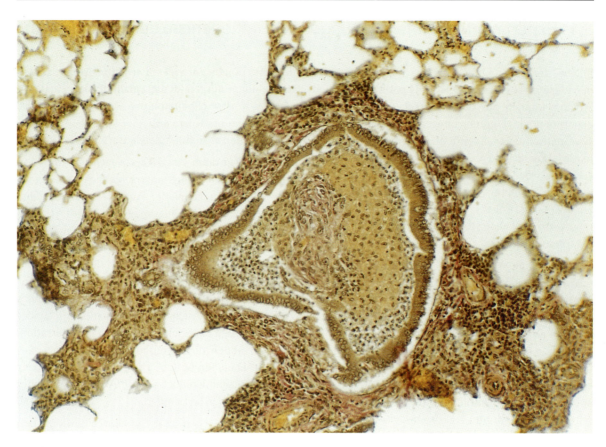

Abb. 28
Experimentelle Bronchiolitis obliterans erzeugt mit hochdosierter Inhalation von SO_2 bei der Ratte. Subepitheliales Ödem und umschriebene Nekrose des Bronchiolusepithels. Die Bronchioluslichtung ist mit eitrigem Exsudat und Granulationsgewebe vollständig verschlossen. Peribronchioläre Infiltration mit Lymphozyten und Plasmazellen.
Färbung: Elastica-van-Gieson
Vergrößerung: 240 ×

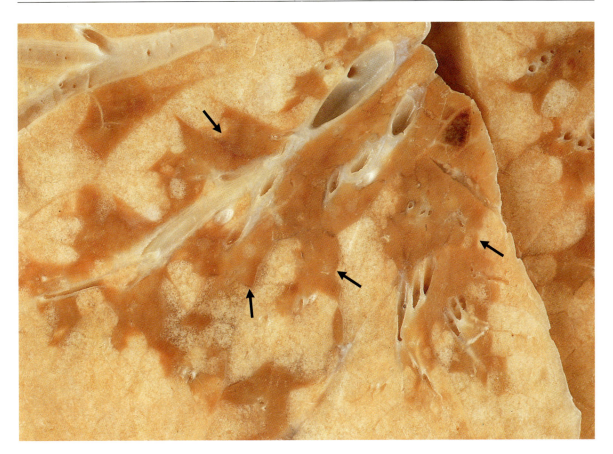

Abb. 29
Experimentelle Bronchiolitis beim Kalb, erzeugt durch aerogene Infektion mit Respiratory-syncytial-Virus. Im Bereich der Bronchiolitis eine nachgeschaltete Atelektase (bräunlich-glasige Bezirke, Pfeile).
Makroskopische Aufnahme

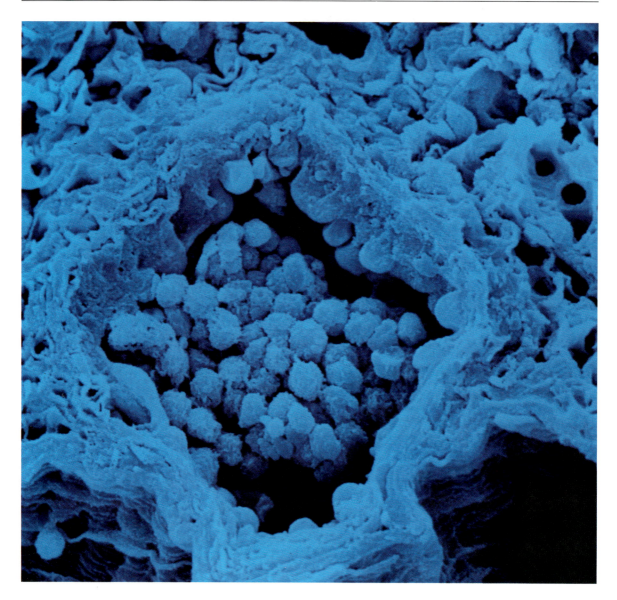

Abb. 30
Experimentelle durch RSV-Infektion ausgelöste Bronchiolitis beim Kalb. Ausfüllung der Bronchioluslichtung mit granulozytenhaltigem Exsudat. Entzündliche Infiltration der Bronchioluswand. Vollständiger Verschluß der Bronchioluslichtung durch das Exsudat.
Rasterelektronenmikroskopische Aufnahme
Vergrößerung: 1000 ×

Abb. 31
Anordnung der RS-Viren auf der Oberfläche der Epithelzellen des Bronchiolus. Die Viren nehmen mit der Zellmembran der Epithelzellen Kontakt auf (Pfeile). Deutlich erkennbar die äußere Hüllzone und die Innenstruktur der Viruspartikel.
a) Viruspartikel legt sich der Zellmembran eines Mikrovillus an
b) Kontakt zwischen Viruspartikel und Zellmembran an Zilien. Auflösung der Zellmembran im Bereich des Kontaktes
Transmissionselektronenmikroskopische Aufnahmen
Vergrößerung: a) 75 000 ×; b) 165 000 ×

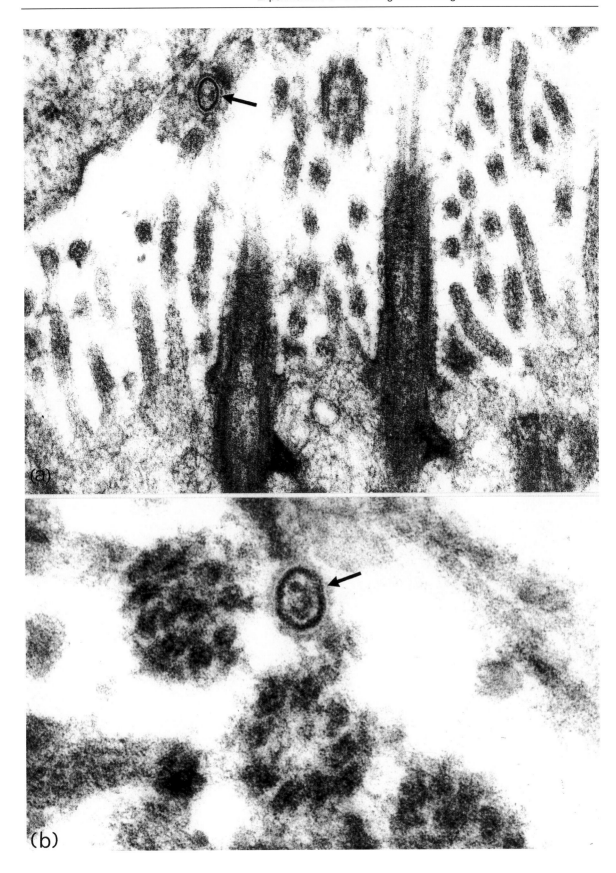

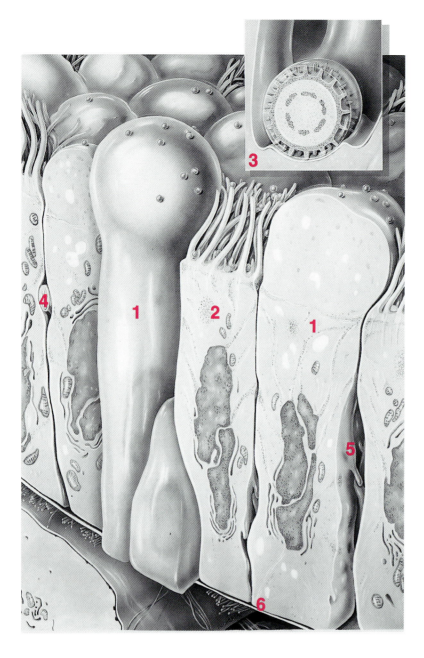

Abb. 32
Ablauf der Virusinfektion an der Bronchiolusschleimhaut. Die Viren nehmen Kontakt mit der Zellmembran der Epithelzellen auf und gelangen unter Verlust ihrer äußeren Umhüllung in das Zytoplasma. Im Zytoplasma erfolgt die Virusreduplikation in verschiedenen Stufen mit Bildung von Einschlußkörpern. Im Zuge der intrazytoplasmatischen Virusbildung wird das Zytoskelett zerstört. Wiederausschleusung der Viren über die Zellmembran.

1 = Clarazellen mit Virusbefall
2 = Zilienzellen mit Virusbefall
3 = Kontakte der Viren mit der Zellmembran (Einsatz stärkere Vergrößerung und Darstellung der Hüll- und Innenstruktur der Viruspartikel)
4 = Epitheliale Nervenendigung
5 = Intraepitheliales Ödem mit Erweiterung der Interzellularspalten
6 = Basallamelle des Bronchiolusepithels

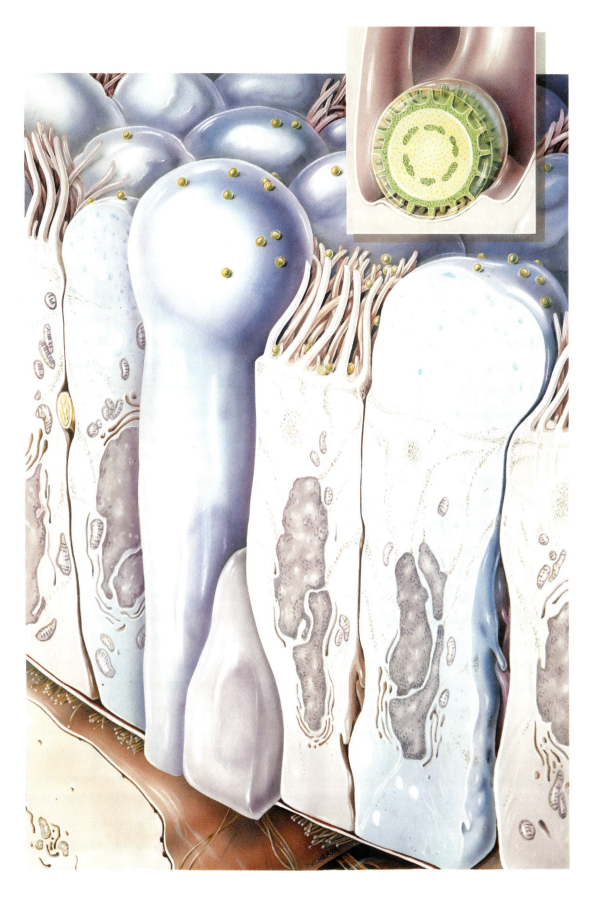

3.2 Bronchiolitis bei chronischer obstruktiver Lungenerkrankung
(Abb. 33–35)

Bei der chronischen obstruktiven Lungenerkrankung sind Veränderungen nicht nur in den zentralen sondern auch in den peripheren Abschnitten des Bronchialsystems nachzuweisen (Hogg 1993). Dabei zeigt sich, daß die Veränderungen sich von den zentralen Anteilen des Bronchialsystems in die peripheren Abschnitte deszendierend ausbreiten. Die Veränderungen wirken sich in den Bronchiolen besonders gravierend bei der Entwicklung der respiratorischen Insuffizienz aus, weil diese Abschnitte des Bronchialsystems den überwiegenden Anteil am Gesamtquerschnitt bilden.

Bei der systematischen Bestimmung des Querschnittes der Bronchioluslichtungen bei der chronischen obstruktiven Lungenerkrankung konnte gezeigt werden, daß in den peripheren Bronchusanteilen im Gegensatz zu den zentralen, das Volumen des Gewebsanteils der Bronchiolen zunimmt und der Durchmesser der Bronchioluslichtung abnimmt (Bosken et al 1990). Die Zunahme von kollagenfaserhaltigem Bindegewebe in der Bronchioluswand führt wahrscheinlich zu einer Änderung des Grundtonus, so daß die Anpassung der Lichtungsweite in der Inspirations- und Exspirationsphase der Atmung eingeschränkt wird. Außerdem führt die Kontraktion der Bronchiolusmuskulatur bei entzündlichen Reaktionen durch diese Änderung der elastischen Eigenschaften der Bronchioluswände zu einer stärkeren Querschnittseinengung als unter normalen Bedingungen.

Bei der chronisch-obstruktiven Lungenerkrankung und beim Lungenemphysem entwickelt sich mit zunehmender Erweiterung der Alveolen, vor allem in der Peripherie der Lobuli, eine zunehmende Kompression der Bronchioluslichtung von außen. Die entzündlichen Veränderungen mit der bronchiolären Obstruktion bilden andererseits eine wesentliche Voraussetzung für die Entwicklung des Emphysems. Es besteht also zwischen der entzündlichen Reaktion in den Bronchioluswänden der peribronchiolären Fibrose und der Obstruktion einerseits und der Kompression der Bronchioluslichtung durch den zunehmenden Umbau der Alveolarstruktur andererseits eine enge Wechselbeziehung. Die Kompression der Bronchiolen durch die erweiterten Alveolen verstärkt gravierend die Obstruktion in den Bronchiolen und bildet damit wahrscheinlich häufig eine Ursache für die Entwicklung einer respiratorischen Insuffizienz.

Eine Bronchiolitis kann sowohl bei Patienten mit geringer als auch mit schwerer chronischer Atemwegsobstruktion auftreten (Thurlbeck 1988). Die Zusammenhänge zwischen der Entzündung in den peripheren Atemwegen und der Obstruktion in den zentralen Abschnitten sind dabei nur selten exakt zu ermitteln. Nur wenige exakte Untersuchungsergebnisse zur klinischen Bedeutung der Veränderungen der peripheren Atemwege sind bisher bekannt.

Cosio et al (1978) konnten zeigen, daß eine erhebliche Differenz zwischen der Ausprägung der Veränderungen in den Bronchiolen und dem Grad der bronchialen Obstruktion bestehen kann. Bei relativ geringen entzündlichen Veränderungen in den Bronchien kann eine erhebliche Obstruktion bestehen und umgekehrt. Diese Diskrepanz kann durch die Beteiligung der Bronchiolen an dem entzündlichen Prozeß erklärt werden (Berend et al 1981).

Verschiedene Faktoren bei der Entzündung der Bronchiolen tragen zur Obstruktion der Atemwege bei. Die Fibrose der Bronchiolenwand und Plattenepithelmetaplasien im Bronchiolusepithel können einen wesentlichen Faktor für die Obstruktion bilden. Die Fibrose ist wahrscheinlich für den Grad der Obstruktion von entscheidender Bedeutung. Cosio et al (1978) fanden bei einem Vergleich der Veränderungen an den Bronchiolen bei alten und bei jungen Rauchern eine deutliche Zunahme des Grades der Fibrose.

Diese Fibrose führt zu einer Lichtungseinengung mit einer Erhöhung des Atemwegswiderstandes. Eine Lichtungseinengung um die Hälfte hat eine Erhöhung des Atemwegswiderstandes um das 16-fache zur Folge (Turlbeck 1988). Die Fibrose der Bronchioluswand beim panazinären Emphysem ist wahrscheinlich auch für die dabei auftretende sekundäre bronchiale Obstruktion wesentlich verantwortlich (Linhartova u. Anderson 1983).

Wahrscheinlich spielt die Hypersekretion im Bronchiolusepithel für die Ausprägung der Obstruktion eine besondere Rolle. Die erhöhte Sekretion zeigt sich in den Bronchiolen in einer Zunahme der Becherzellen im Bronchiolusepithel. Weniger als 1 % der Epithelzellen im Bronchiolusepithel sind normalerweise zu Becherzellen differenziert. Karpick et al (1970) haben als erste auf die Zunahme der Becherzellen in den peripheren Atemwegen hingewiesen. Eine Zunahme an Becherzellen kann auch bei Rauchern beobachtet werden. Die Änderung der Sekretion ist wahrscheinlich Ausdruck einer verminderten Clearence in den peripheren Atemwegen.

Außerdem kommt es durch die erhöhte Sekretbildung zu einer Verschiebung des Surfactant in den Bronchiolen und damit zu einer gravierenden Änderung der Wandstabilität und der mechanischen Eigenschaften der Bronchioluswände. Bei bronchialer Obstruktion mit Lungenemphysem konnte eine Zunahme der Muskulatur der Bronchioluswand beobachtet werden (Liebow 1953).

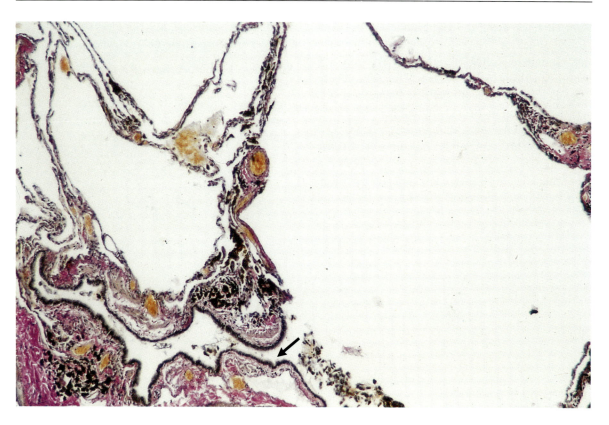

Abb. 33
Verhalten der Bronchiolen bei Emphysem. Kompression der Bronchioluslichtung durch die peribronchiolären Emphysemblasen. Peribronchioläre Fibrose mit Makrophagen, die mit schwarzem Staub beladen sind.
Färbung: Elastica van Gieson
Vergrößerung: 120 ×

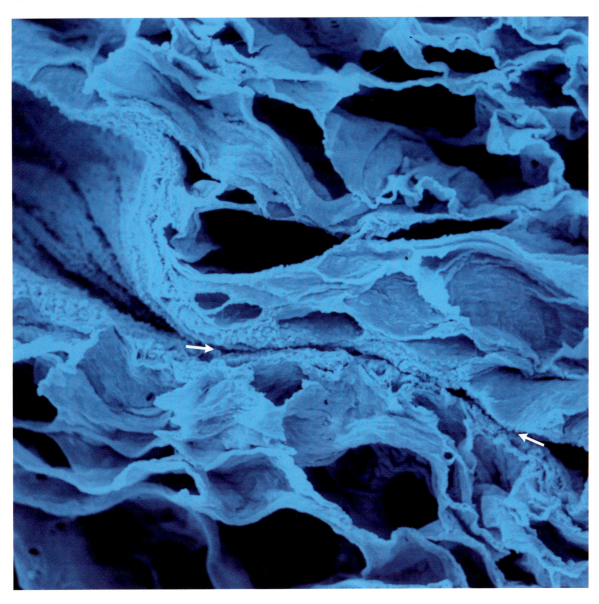

Abb. 34
Kompression der Bronchioluslichtung bei kleinblasigem Emphysem. Erweiterung der Alveolen. Spaltförmige restliche Lichtung des Bronchiolus terminalis (Pfeile).
Rasterelektronenmikroskopische Aufnahme
Vergrößerung: 120 ×

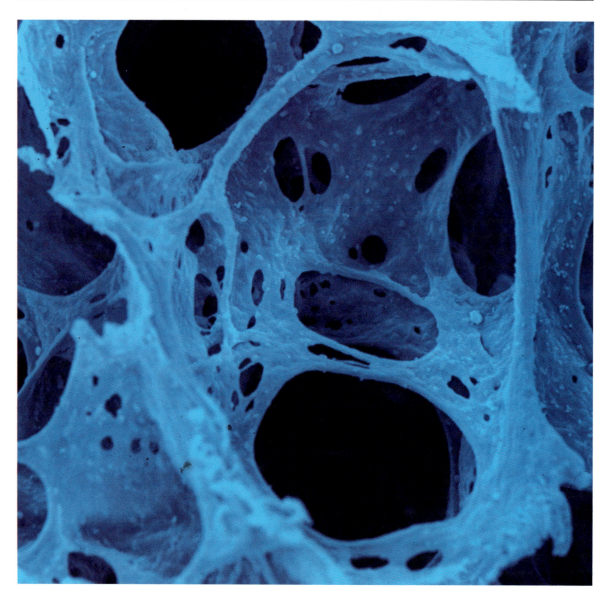

Abb. 35
Lungenemphysem. Erweiterung der Alveolarlichtungen. Abbau der Alveolarsepten bis auf schmale strangförmige Gewebsbrücken. Weite Verbindungen der benachbarten Alveolen.
Rasterelektronenmikroskopische Aufnahme
Vergrößerung: 120 ×

3.3 Bronchiolitis und Rauchen

Die bei weitem bedeutenste Ursache für die Bronchiolitis ist der Tabakabusus.. Bronchioläre Veränderungen, vor allem die Bronchiolitis, wird bei Rauchern gehäuft beobachtet (Niewoehner et al 1975, Cosio et al 1980, Wright et al 1993).

Niewoehner und Mitarbeiter (1974) konnten zeigen, daß entzündliche Veränderungen in den Bronchiolen bei allen jugendlichen Rauchern nachgewiesen werden können. Es besteht aber nur bei etwa 15 bis 20 % der intensiv Rauchenden eine bronchiale Obstruktion. Diese Beobachtung hat zu der Annahme geführt, daß neben den Bestandteilen des Tabakrauches auch noch andere Faktoren für die Entwicklung der entzündlichen Reaktion verantwortlich zu machen sind. Der emphysematische Umbau der Alveolarstruktur bei Rauchern beruht auf einer Dilatation und Destruktion der terminalen Bronchiolen (Hogg 1993). Diese Veränderungen werden wahrscheinlich durch die Proteinasen-Antiproteinasen-Imbalance hervorgerufen, die auf einer ortsständigen Proteinasenerhöhung beruht. Die Bestandteile des Tabakrauches führen zu einer vermehrten Emigration von Granulozyten und Makrophagen in die Alveolarlichtung mit einer Aktivierung dieser Zellen, die mit einer vermehrten Freisetzung von Proteinasen verbunden ist. Wahrscheinlich ist die Änderung des Surfactantsystems durch die Bestandteile des Tabakrauches und die damit verursachte verminderte Surfactantbildung mit nachfolgender Änderung der Wandstabilität in den Bronchiolen ein wesentlicher Faktor für die besondere Anfälligkeit der Bronchiolusschleimhaut bei Rauchern (Morgenroth 1988). Die Schädigung der Zilienzellen durch die Bestandteile des Tabakrauches, bei denen wahrscheinlich die im Tabakrauch enthaltenen Aldehyde durch direkte Einwirkungen auf Membransysteme der Zilien einwirken, haben schwerwiegende Folgen für die Clearencemechanismen im System der Bronchiolen, in dem für die Ventilation die einzelnen Faktoren für die Reinigungsmechanismen in einem ausgewogenen System zusammenwirken.

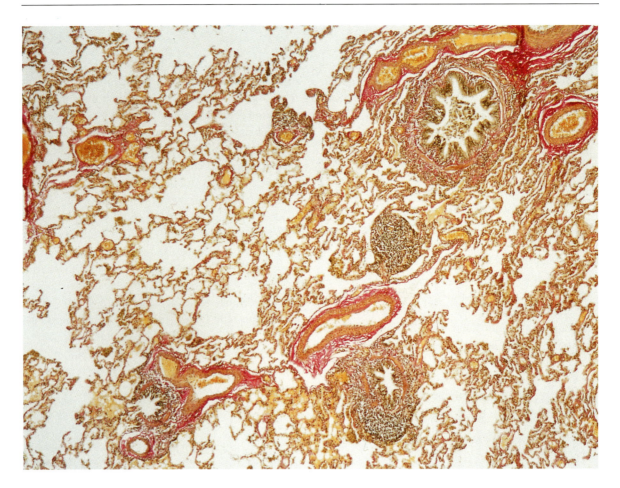

Abb. 36
Bronchiolitis durch Virusinfektiom beim Erwachsenen. Offene Lungenbiopsie. Peribronchioläre lymphozytäre Infiltration, die z. T. in das perivaskuläre und peribronchioläre Bindegewebe ausgebreitet ist. In den Bronchioluslichtungen Exsudat mit einzelnen Granulozyten und Makrophagen. Erweiterung der Alveolarräume. Kleinherdiges, kleinblasiges, Lungenemphysem.
Färbung: Elastica van Gieson
Vergrößerung: 120 ×

SAISONTHERAPIE DER CHRONISCHEN BRONCHITIS (1/2)

Infektprophylaxe mit Mucosolvan®

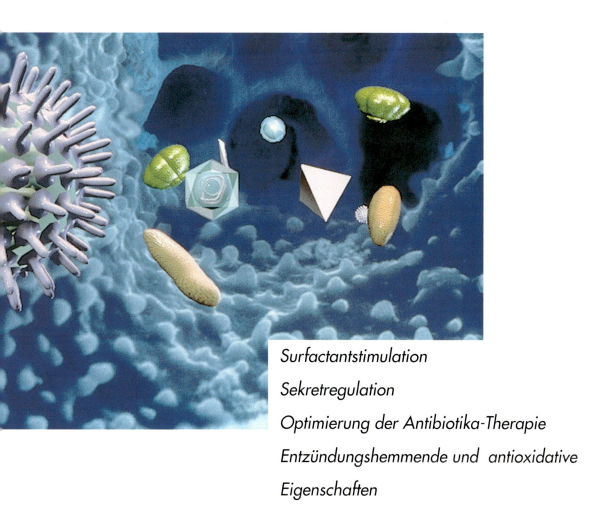

Surfactantstimulation

Sekretregulation

Optimierung der Antibiotika-Therapie

Entzündungshemmende und antioxidative Eigenschaften

WENIGER KRANKHEITSTAGE – MEHR LEBENSQUALITÄT DURCH MUCOSOLVAN®

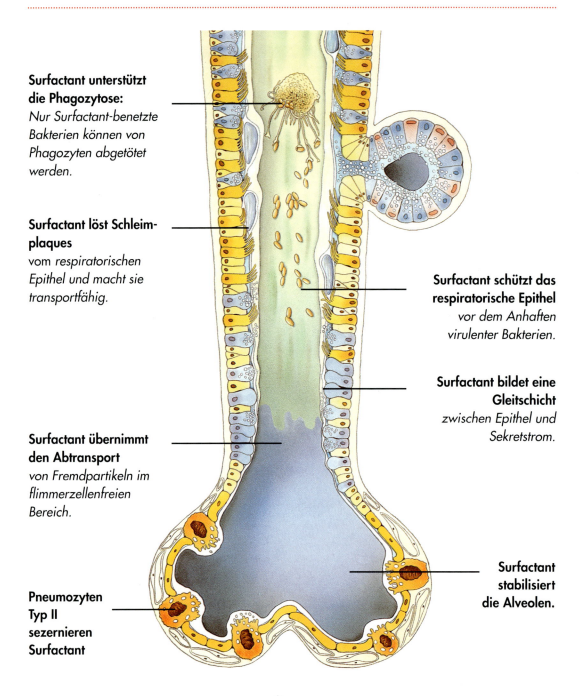

Mucosolvan® S löst gestautes Sekret in den Atemwegen

Problem Nr. 1
Gestautes, hochviskoses Sekret durch gestörte Schleimproduktion

Mucosolvan® stellt das Transportband durch Anregen der serösen Sekretproduktion und Normalisierung der Schleimviskosität wieder her.

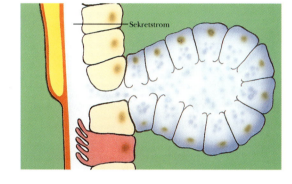

Problem Nr. 2
Festhaftendes Sekret durch pathologisch erhöhte Adhäsionskräfte

Mucosolvan® stimuliert die Bildung eines Films, der die Schleimplaques unterkriecht, ablöst, einhüllt und damit transportfähig macht.

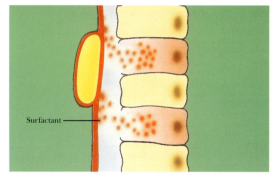

Problem Nr. 3
Reduzierte Ziliartätigkeit, unterbrochener Sekrettransport

Mucosolvan® befreit von zähem Sekret und reaktiviert das Flimmerepithel, die Schlagfrequenz der befreiten Zilien nimmt zu: auf dem kontinuierlichen Sekretstrom werden Fremdpartikel und Bakterien oralwärts bewegt und ausgeschieden.

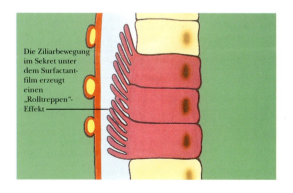

PIE DURCH AKTIVE SURFACTANTSTIMULATION

Infektionsgefahren vermindern

Bei Surfactantmangel ist die Phagozytose gestört: Die aufgenommenen Bakterien können vom Phagozyten nicht abgetötet werden. Am ungeschützten Epithel heften sich Bakterien an.

Der Abtransport bakterienhaltigen Schleims findet nicht in ausreichendem Maße statt. Es kommt zur Mucostase mit den typischen Symptomen Husten und Atemnot.

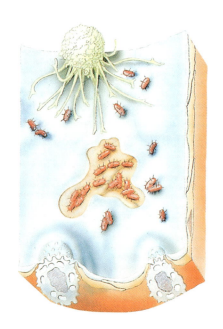

Mucosolvan® stimuliert die Pneumozyten Typ II. Hierdurch wird vermehrt Surfactant sezerniert. Surfactant spreitet sich wieder über das gesamte respiratorische Epithel. Die Bakterien finden keinen Halt mehr; sie werden von Surfactant umhüllt und können jetzt phagozytiert und abgetötet werden.

Zusätzlich wird die mucoziliare Clearance wieder mobilisiert.

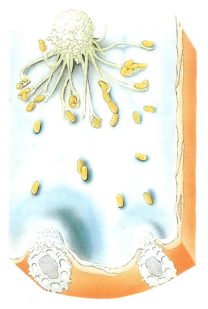

ANTIBIOTIKA-THERAPIE OPTIMIEREN

Mucosolvan® penetriert schnell und stark in die Lunge

Nach oraler Gabe finden sich die höchsten Mucosolvan®-Wirkspiegel im Lungengewebe. In einer klinischen Studie an Frisch-Operierten wurden im Mittel 16mal höhere Spiegel in der Lunge als im Blut gemessen (3).

"Ambroxol konnte die Entstehung von Atelektasen, die das Risiko von ernsthaften bronchopulmonalen Komplikationen darstellen, verhindern..."

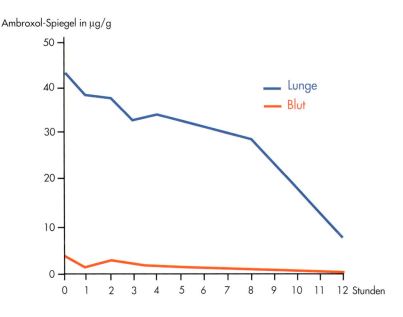

Wirkspiegel von Ambroxol im Lungengewebe und im Blut über 12 Stunden

BRONCHOPULMONALE INFEKTABWEHR

Wirkungsverstärkung durch zeitgleiche Gabe von Mucosolvan® mit Antibiotika

Der unter Mucosolvan® signifikant bessere Transport von Antibiotika in das Lungengewebe sichert einen raschen und dauerhaften Therapieerfolg bei bakteriellen Atemwegsinfekten.

Dies ist mit verschiedenen Antibiotika an Patienten (Fraschini et al.) (4) und für Doxycyclin (Wiemeyer et al.) (5) im Tierexperiment nachgewiesen.

Mittlere (+- SD) Cefuroxim-Spiegel im Serum (oben) und im Bronchialsekret (unten) nach gleichzeitiger Gabe mit Ambroxol bzw. Placebo.
Verglichen mit Placebo verbessert die Kombination mit Ambroxol signifikant die Antibiotikaspiegel im Bronchialsekret (4).

* $p<0.05$
** $P<0.01$

Präklinische Ergebnisse der kombinierten Behandlung mit Ambroxol und Doxycyclin (Mucotectan®). Die Kombinationstherapie zeigt signifikant höhere Gewebespiegel des Antibiotikums (p< 0,05) (5).

Behandlung (per os)		A: (Doxycyclin) im Lungengewebe (mcg/g)	B: (Doxycyclin) im Plasma (mcg/ml)
Doxycyclin 30 mg/kg	n	8	7
	Mean	4.22	1.48
	S.D.	1.61	0.64
Doxycyclin 30 mg/kg + Ambroxol 10 mg/kg	n	7	7
	Mean	7.60	2.67
	S.D.	3.23	1.23
Doxycyclin 30 mg/kg + Ambroxol 50 mg/kg	n	8	8
	Mean	7.73	2.79
	S.D.	3.31	0.99
Signifikanz		$p < 0.05$	$p < 0.05$

Die Zusammenfassung der vorliegenden klinischen und pharmakologischen Studien zeigt:

- bei gleichzeitiger Gabe von Mucosolvan mit einem Antibiotikum wird die Effizienz der Antibiotikatherapie wesentlich verbessert.

MUCOSOLVAN® - DIE SINNVOLLE ERGÄNZUNG DER ANTIBIOTIKA-THERAPIE BEI BAKTERIELLEN ATEMWEGSINFEKTEN

WENN DIE CHRONISCHE BRONCHITIS SAISON HAT

können Sie mit einer Mucosolvan®-Dauertherapie die Lebensqualität Ihrer Patienten verbessern

In Langzeitstudien wurde der Nutzen der Mucosolvan®-Dauertherapie nachgewiesen (1):

- *weniger Exazerbationen*
- *weniger Krankheitstage*
- *weniger Arbeitsausfallzeiten*

Deutsche 2-Jahres-Doppelblind-Langzeitstudie an 180 Patienten mit chronischer Bronchitis

Kumulierte Anzahl der Arbeitsunfähigkeitstage wegen der bronchopulmonalen Grunderkrankung aus Perioden bis zu 21 Tagen. Summe Placebogruppe: 1789 Tage, Summe Mucosolvangruppe: 1216 Tage (p<0,01)

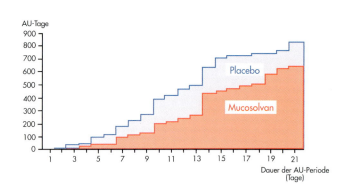

MUCOSOLVAN® - SAISONTHERAPIE - MEHR LE

Italienische 6-Monats-Doppelblind-Saisonstudie an Patienten mit chronischer Bronchitis

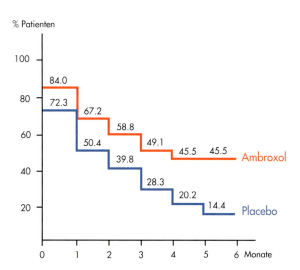

Am Ende der 6monatigen Behandlung hatten 45,5% der mit Ambroxol behandelten Gruppen **keine** Exazerbationen im Vergleich zur Kontrollgruppe, in der nur 14,4% ohne Exazerbationen blieben (2). Statistische Signifikanz nach 2 Monaten (p<0,05) und nach 3-6 Monaten (p<0,01).

Nutzen für Sie und Ihre Patienten:

- Reduzierung der Therapiekosten insgesamt
- Höhere Therapie-Zufriedenheit der Patienten
- Verbesserung der Lebensqualität im Winterhalbjahr
- Reduzierung der Krankheitstage

(Expertenworkshop "Stellenwert der Sekrettherapie", Kühtai, Feb. 1994, Teilnehmer: Prof. Dr. U. Cegla, Dr. M. Del Donno, R. Deutschmann, Prof. Dr. J. Fischer, Prof. Dr. D. Hofmann, Dr. R. Kroidl, Prof. Dr. R. Meister, Prof. Dr. K. Morgenroth, Prof. Dr. H. Morr, Prof. Dr. V. Schulz, S. Spycher, Prof. Dr. R. Wettengel, Publikation in Vorbereitung)

Das Urteil der Experten: "Aus den vorliegenden Daten ergibt sich eine weitreichende Indikation für eine Langzeitprophylaxe, wenn der Typ der Bronchitis bekannt ist und damit eine Ansprechbarkeit auf die Pharmaka gegeben ist."

NEUES AUS DER MUCOSOLVAN®-FORSCHUNG

Mucosolvan® wirkt antioxidativ und antientzündlich

Aktuelle wissenschaftliche Untersuchungen zeigen neue Wirkmechanismen von Mucosolvan® auf (6/7):

- Bindung freier Sauerstoff (O_2^-)-Radikale
- Hemmung von Prostaglandinen und Leukotrienen
- Reduzierung der bronchialen Hyperreagibilität

1. Mucosolvan® hemmt die Bildung von endogenen Sauerstoff-Radikalen und Arachidonsäuremetaboliten (Leukotriene, Prostaglandine, Thromboxane)

* durch Hemmung der Phospholipase A2

* durch Aktivitätssteigerung der Acetyltransferase

2. Mucosolvan reagiert direkt mit exogenen Sauerstoffradikalen in der Lunge

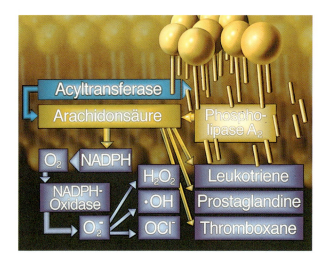

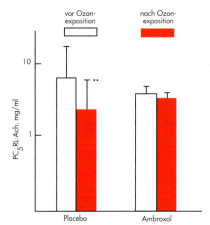

Mucosolvan® hemmt die durch Ozon hervorgerufene Hyperreagibilität bei Hunden (8).

KLINISCHE UND EXPERIMENTELLE
STUDIEN BELEGEN:

Mucosolvan® reduziert die bronchiale Hyperreagibilität von Asthmatikern

Die Autoren registrieren unter Mucosolvan eine deutlich höhere Belastbarkeit im Provokationstest als unter Placebo (6).

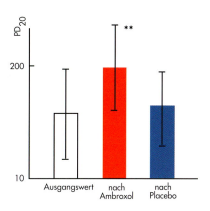

Methacholin-Provokationsdosis (PD 20% FEV1) bei hyperreaktiven Asthmatikern (n=18) vor und nach Behandlung mit Ambroxol (90mg/die; 14 Tage) bzw. Placebo (**p<0,01).

Und so urteilen die Experten heute: "Die positiven Ergebnisse der Therapie mit Ambroxol lassen erwarten, daß die Patienten an Lebensqualität gewinnen und daß ihre Arbeitsfähigkeit verbessert wird. Insgesamt sprechen die Studienresultate für eine Langzeitprophylaxe mit mukoaktiven Substanzen bei chronisch obstruktiven Atemwegserkrankungen."

(Deutsch-italienischer Expertenworkshop: Zukunft der Bronchialsekrettherapie. Villa Vigoni, Menaggio, April 1994. Teilnehmer: Dr. G. Cocco, Dr. U. Costabel, Prof. Dr. C. Criée, Dr. M. Del Donno, R. Deutschman, PD Dr. B. Jany, Prof. Dr. D. Köhler, Dr. R. Kroidl, Prof. Dr. H. Matthys, Prof. Dr. G. Melillo, PD Dr. J. Müller-Quernheim, Prof. Dr. D. Nolte, Prof. Dr. D. Olivieri, Prof. Dr. F. Petermann, Prof. Dr. U. Petermann, Prof. Dr. K.-H. Rühle, Dr. G.-J. Schillings, Prof. Dr. R. Wettengel, Dr. sc. K. Winsel)

MUCOSOLVAN® - SEKRETTHERAPIE MIT ZUKUNFT

Mucosolvan® S Saft, Mucosolvan® S Tropfen. Zusammensetzung: Mucosolvan S Saft: 5 ml Lösung enthalten 30 mg Ambroxolhydrochlorid. Mucosolvan S Tropfen: 2 ml Lösung enthalten 30 mg Ambroxolhydrochlorid. **Anwendungsgebiete:** Erkrankungen der Luftwege, die mit starker Sekretion eines zähen Schleims einhergehen: Akute und chronische Formen der Atemwegserkrankungen, vor allem akute und chronische Bronchitis, Bronchiektasie, asthmoide Bronchitis, Asthma bronchiale, Bronchiolitis, Mukoviszidose. **Gegenanzeigen:** Überempfindlichkeit gegen Ambroxol und Benzoate. Vorsicht bei gestörter Bronchomotorik und größeren Sekretmengen sowie Fructose-Intoleranz, Schwangerschaft, Stillzeit. **Nebenwirkungen:** Selten Magen-Darmbeschwerden sowie allergische Reaktionen. Trockenheit des Mundes und der Luftwege, Sialorrhö, Rhinorrhö, Obstipation und Dysurie. In einem Fall anaphylaktischer Schock und allergische Kontaktdermatitis. **Wechselwirkungen mit anderen Mitteln:** Verstärkte Penetration von Amoxicillin, Cefuroxim, Erythromycin und Doxycyclin. **Hinweise:** Bei schwerer Niereninsuffizienz Erhaltungsdosis vermindern oder Dosierungsintervall verlängern. **Darreichungsformen und Packungsgrößen:** Tropfen OP mit 50ml (N2) 11,24 DM. OP mit 100ml (N3) 19,73 DM. Saft: OP mit 100ml (N1) 10,07 DM. OP mit 250ml (N2) 21,25 DM, Klinikpackungen. Preisänderung vorbehalten.

Mucosolvan® Zusammensetzung: Mucosolvan Saft: 5ml Lösung enthalten 15 mg Ambroxolhydrochlorid. Mucosolvan Tropfen: 1ml Lösung enthält 7,5mg Ambroxolhydrochlorid. **Anwendungsgebiete:** Sekretolytische Therapie bei akuten und chronischen bronchopulmonalen Erkrankungen, die mit einer Störung von Schleimbildung und -transport einhergehen, wie akute Schübe chronischer Bronchitiden, Bronchiektasien. **Gegenanzeigen:** Überempfindlichkeit gegen einen der Inhaltsstoffe. Schwangerschaft und Stillzeit (relativ). Saft zusätzlich: Fructose-Intoleranz. Inhalationslösung zusätzlich: Überempfindlichkeit der Atemwege. **Nebenwirkungen:** Überempfindlichkeitsreaktionen, in Einzelfällen akute anaphylaktische Schocksymptomatik. Hautreaktionen und/oder Schleimhautreaktionen, Gesichtsschwellungen, Atemnot, Temperaturanstieg mit Schüttelfrost. Selten Magen-Darmbeschwerden. **Wechselwirkungen mit anderen Mitteln:** Ambroxol verbessert den Übertritt von Antibiotika wie Amoxicillin, Cefuroxim, Erythromycin, Doxycyclin in das Lungengewebe. **Hinweise:** Bei starker Einschränkung der Nierenfunktion Kumulation der Stoffwechselprodukte von Ambroxol möglich. Inhalationslösung zusätzlich: Keine Mischung mit alkalischen Lösungen (pH-Wert über 6,3). **Darreichungsformen und Packungsgrößen:** Saft: OP mit 100ml (N1) DM 6,07; OP mit 250 ml (N2) DM 12,80; Tropfen: OP mit 50 ml (N1) DM 6,79; OP mit 100 ml (N1) DM 11,89. Preisänderung vorbehalten.

Mucotectan® Atemwegs-Antibiotikum mit der Kraft des Schleimbaggers **Zusammensetzung:** 1 Kapsel enthält: Doxycyclinhydrochlorid-Semiethanolat-Semihydrat 115,4 mg (entsprechend 100 mg Doxycyclin), Ambroxolhydrochlorid 75 mg. **Anwendungsgebiete:** Atemwegsinfektionen, verursacht durch doxycyclinempfindliche Erreger. **Gegenanzeigen:** Überempfindlichkeit gegen Ambroxol und Tetracycline, schwere Leberfunktionsstörungen, Schwangerschaft, Stillzeit, Kinder unter 8 Jahren. **Nebenwirkungen:** Magen-Darm-Störungen, Durchfälle, Entzündungen von Haut und Schleimhaut, allergische Reaktionen, in Einzelfällen Anaphylaxie, phototoxische Reaktionen. **Wechselwirkungen:** Aluminium-, calcium-, eisen-, magnesium- und colestyraminhaltige Präparate und Aktivkohle - Resorptionsverminderung Doxycyclin. Barbiturate, Antiepileptika sowie chronischer Alkoholismus - Dosisanpassung erforderlich. Die Wirkung potentiell nephrotoxischer Stoffe sowie von Sulfonylharnstoffen und Antikoagulanzien kann erhöht, die Wirkung von Betalaktam-Antibiotika vermindert werden. Tests auf Harneiweiß, Harnzucker und Urobilinogen können falsch positiv ausfallen. **Dosierung:** Erwachsene und Jugendliche über 50 kg 1. Tag 1 x 2 Kapseln, sonst 1 x 1 Kapsel (gilt auch bei eingeschränkter Nierenfunktion). **Darreichungsformen und Packungsgrößen:** OP mit 10 Kapseln (N1) DM 13,97; OP mit 20 Kapseln (N2) DM 25,76; Klinikpackung. Preisänderung vorbehalten. Stand August 1994. Dr. Karl Thomae GmbH, Biberach an der Riss

Thomae

(1) Cegla U.H., Langzeittherapie über 2 Jahre mit Ambroxol (Mucosolvan®) Retardkapseln bei Patienten mit chronischer Bronchitis. Ergebnisse einer Doppelblindstudie an 180 Patienten. Praxis und Klinik der Pneumologie 42, 1988, 715 - 721
(2) Olivieri D. et al., Ambroxol for the prevention of chronic bronchitis exacerbations: Long-term multicenter trial. Respiration 51, suppl. 1, 1987, 42 - 51
(3) Mezzetti M., et al., A pharmacokinetic study on pulmonary tropism of Ambroxol in patients under thoracic surgery. The journal of emergency-surgery and intensive care 13, (3), 1990, 179 - 185,
(4) Fraschini F., et al., Effects of a mucolytic agent on the bioavailability of antibiotics in patients with chronic respiratory deseases. Current therapeutic research, Vol. 43, No 4, 1988, 734 - 742,
(5) Wiemeyer J. et al., Experimental evaluation of Ambroxol-Doxycycline interactions. Toxicology and Pharmacology Department Farmerit s.a., Buenos Aires, 1987, 974 - 976
(6) Melillo G. et al., Ambroxol decreases bronchial hyperreactivity, Eur. Journal Respir. Dis. 69, 1986, 316 - 320
(7) Winsel K., Antioxidative und entzündungshemmende Eigenschaften von Ambroxol, Pneumologie 46, 1992, 461 - 504
(8) Chitano P. et al., Ambroxol inhibits airway hyperresponsiveness induced by ozone in dogs, Respiration 55, 1989, 74 - 78

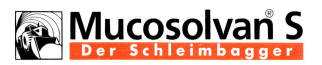

Mucosolvan® S
Der Schleimbagger

3.4 Formen der Bronchiolitis (Abb. 36–62)

3.4.1 Katarrhalische Bronchiolitis

Entzündungen der Schleimhäute, die mit einer Steigerung der Sekretion einhergehen, werden mit der Bezeichnung "katarrhalisch" belegt. Die Aktivierung der Sekretion erfolgt dabei im wesentlichen durch die ortsständig freigesetzten Entzündungsmediatoren.

Die katarrhalische Bronchiolitis kann mit einer rasch einsetzenden und länger dauernden, oder mit einer temporären Obstruktion einhergehen. Sie ist eine Teilkomponente der Veränderungen beim typischen Asthma bronchiale.

Die Bronchiolen sind bei der histologischen Untersuchung durch die durch Entzündungsmediatoren ausgelöste Muskelkontraktion eingeengt. Die Schleimhaut wird über der lockeren subepithelialen Bindegewebszone aufgefaltet, so daß eine sternförmige eingeengte Lichtung resultiert. Die Lichtung wird durch das vermehrt gebildete und nicht über die Sekrettransportmechanismen ordnungsgemäß abgeführte Sekret vollständig ausgefüllt und zum Teil verschlossen. Die vermehrte Sekretion zeigt sich in der Schleimhaut in einer Vermehrung der Becherzellen, die sich alle im gleichen Stadium der Sekretbildung und -ausscheidung befinden.

In der Schleimhaut besteht daneben ein gering entwickeltes Ödem des peribronchialen Bindegewebes und eine lockere entzündliche Infiltration mit Lymphozyten und Plasmazellen. Beim Asthma bronchiale können in unregelmäßiger Verteilung in der Bindegewebszone vermehrt eosinophile Granulozyten nachgewiesen werden.

Die Anpassung der Lichtungsweite der Bronchiolen in der Inspirations- und Exspirationsphase der Atmung und die dabei notwendige Stabilisierung der Bronchioluswände ist nur durch die Anwesenheit von Surfactant möglich, da durch die zwischen Luft und Gewebe bestehende Oberflächenspannung die Tendenz zum irreversiblen Kollaps der Lichtung besteht (Morgenroth 1989). Die Oberflächenspannung in der Bronchioluslichtung beträgt 2 bis 3 dynes/cm. Durch die Entwicklung eines Exsudates in der Bronchioluslichtung steigt die Oberflächenspannung auf 90 dynes/cm (Macklem et al 1970). Der Kontakt zwischen Plasma und Oberfläche der Atemwege löst einen Anstieg von Entzündungsmediatoren aus. Es können in der Bronchioluslichtung vermehrt Komplement, Kinine, Gerinnungsfaktoren, Prostaglandine und Leukotriene sowie andere Bestandteile des Arachhoidonsäurestoffwechsels nachgewiesen werden, die aus den Phospholipiden der Zellmembranen freigesetzt werden. Neuropeptide werden durch die Reizung der sensorischen Nervenendigungen freigesetzt. Die Mastzellen, die auch in den peripheren Anteilen der Atemwege in der Wand angeordnet sind, setzen Mediatoren frei, die die Emigration von Entzündungszellen in den Reaktionsbereich veranlassen. Die dann emigrierten Granulozyten setzen sowohl lytische Enzyme als auch Sauerstoffradikale frei, die durch das Nikotinamid-Adenin-Nukleotid-Phophat-Oxydase-System in den Granulozytenmembranen gebildet werden.

Mononukleäre Zellen, besonders die Lymphozyten, setzen Zytokine frei, die eine besondere Rolle bei der Steuerung der Entzündungsreaktion spielen. Die Zytokine, einschließlich Interleukin 5, das die Eosinophilen kontrolliert, Interleukin 4, das β-Zellen zur Expression von IgE veranlaßt und Interleukin 8, das die Migration von neutrophilen Granulozyten kontrolliert, werden freigesetzt und in der Bronchioluslichtung vermehrt nachweisbar.

Die Migration der Entzündungszellen wird durch Adhäsionsproteine gesteuert, die auch die Adhärens der Entzündungszellen an den Endothelzellen bestimmen. Diese Adhäsionsproteine regeln den Übertritt der Entzündungszellen aus den Gefäßen über das Interstitium in die Lichtung der Bronchiolen (Hogg 1993).

Es sind wahrscheinlich nicht einzelne und bestimmte Mediatormoleküle, die für die Obstruktion im Rahmen der floriden Entzündung verantwortlich sind. Es ist anzunehmen, daß eine wechselseitige Beeinflussung der verschiedenen Mediatorsysteme besteht und für die Einengung der Bronchioluslichtung im Zuge der Entzündung verantwortlich zu machen sind.

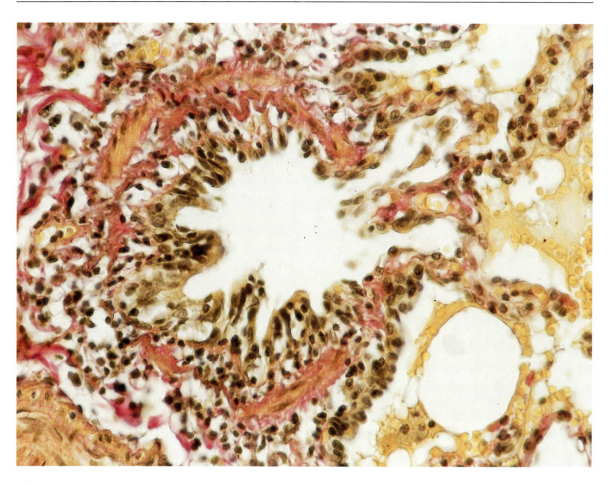

Abb. 37
Bronchiolus terminalis bei Bronchiolitis. Peribronchioläres Infiltrat mit Lymphozyten und Plasmazellen. Durchsetzung des Epithels mit Lymphozyten. Intraepitheliales und subepitheliales Ödem.
Färbung: Elastica van Gieson
Vergrößerung: 420 ×

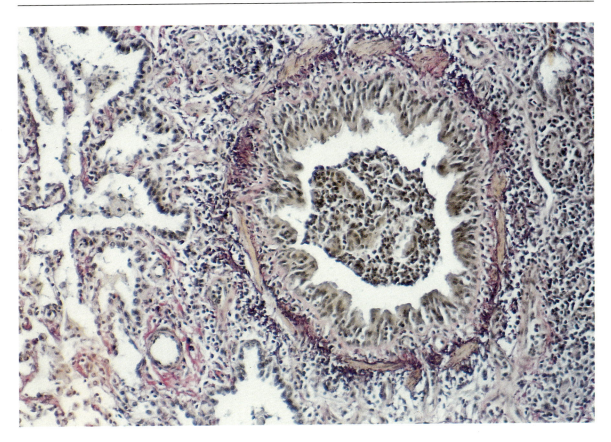

Abb. 38
Durch Virus bedingte (RSV) Bronchiolitis bei einem 3jährigen Kind. Offene Lungenbiopsie. Lympho- und plasmazelluläre Infiltration der Bronchioluswand und des peribronchiolären Bindegewebes bis in die angrenzenden Alveolarsepten. Erweiterung der Intrazellularspalten am Bronchiolusepithel. In der Bronchioluslichtung Exsudat mit Granulozyten, einzelnen Makrophagen und abgelösten Epithelzellen. Vollständiger Verschluß der Bronchioluslichtung durch das Exsudat.
Färbung: Elastica van Gieson
Vergrößerung: 260 ×

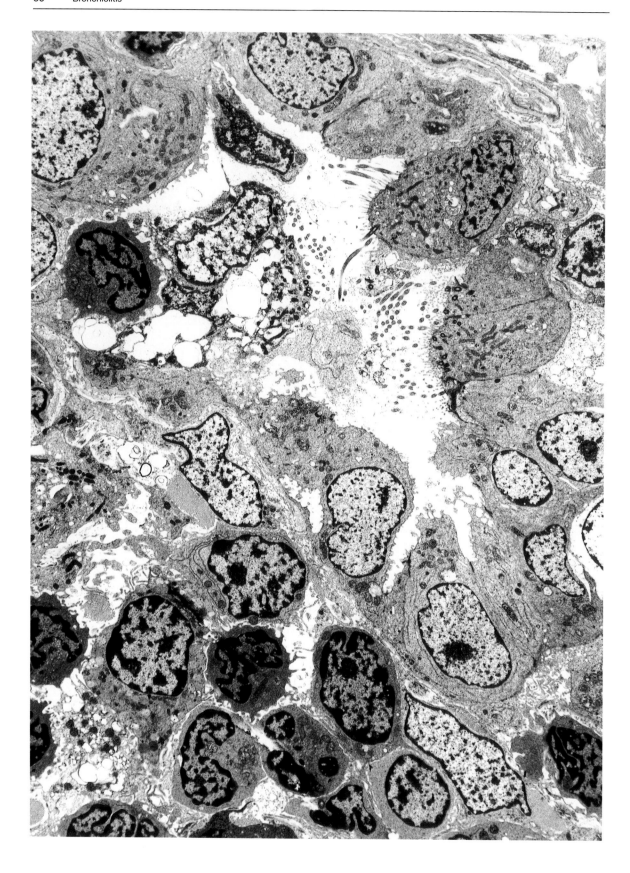

Formen der Bronchiolitis 61

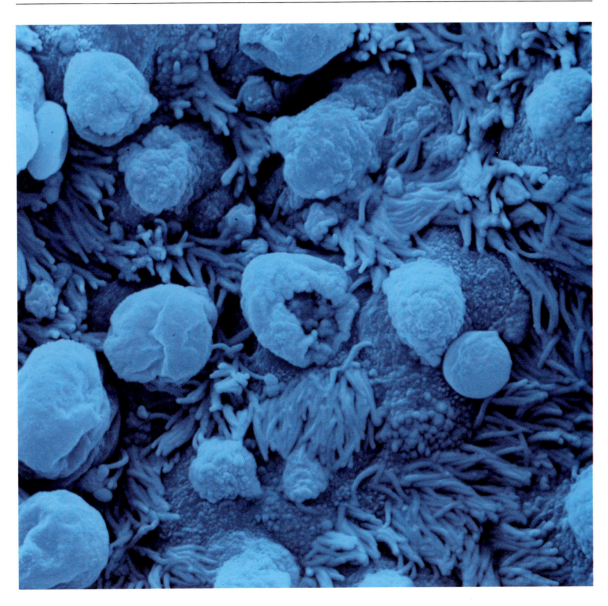

Abb. 40
Veränderungen der Oberflächenstruktur am Bronchiolusepithel bei Bronchiolitis. Verkürzung der Zilien mit Bildung stummelförmiger Zilienreste auf der Oberfläche einzelner Zilienzellen. Öffnung der Interzellularverbindungen. Desorientierung der erhaltenen Zilien. Austritt von Entzündungszellen in die Bronchioluslichtung.
Rasterelektronenmikroskopische Aufnahme
Vergrößerung: 2300 ×

Abb. 39
Floride Bronchiolitis. Bronchiolus terminalis mit umschriebener Nekrose des Bronchiolusepithels. Ablösung der Epithelzellen von der Basalmembran. Im subepithelialen Bindegewebe dichtes lymphozytäres Infiltrat mit einzelnen Granulozyten. Verschluß der Bronchioluslichtung.
Transmissionselektronenmikroskopische Aufnahme
Vergrößerung: 4000 ×

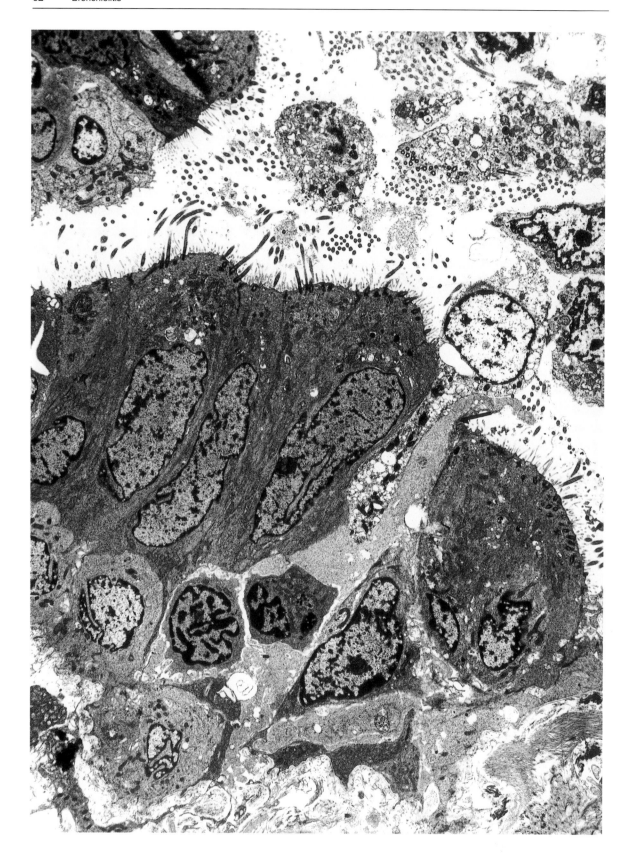

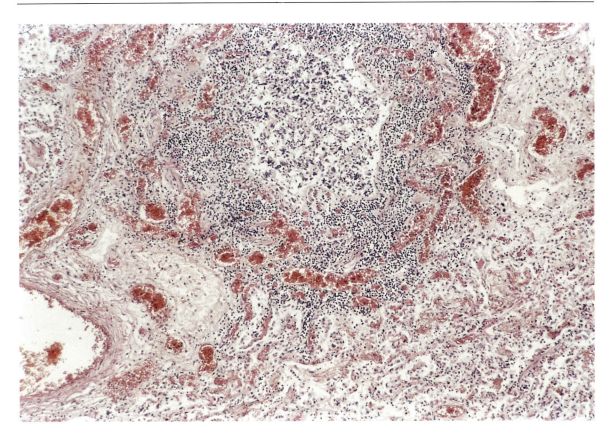

Abb. 42
Fortgeschrittene Bronchiolitis mit vollständiger Nekrose des Bronchiolusepithels und dichter lymphozytärer Infiltration der Bronchioluswand. Deutlich ausgeprägte Hyperämie in der Bronchioluswand. Zellreiches Exsudat in der Bronchioluslichtung.
Färbung: Haematoxylin Eosin
Vergrößerung: 220 ×

Abb. 41
Veränderungen des Bronchiolusepithels bei florider Bronchiolitis. Erweiterung der Interzellularspalten (Pfeil). Lymphozyten durchwandern das Epithel. Abstoßung nekrotischer Epithelzellen in die Bronchioluslichtung. Irregulärer Verlust und Desorientierung der Zilien auf der Epitheloberfläche.
Transmissionselektronenmikroskopische Aufnahme
Vergrößerung: 4800 ×

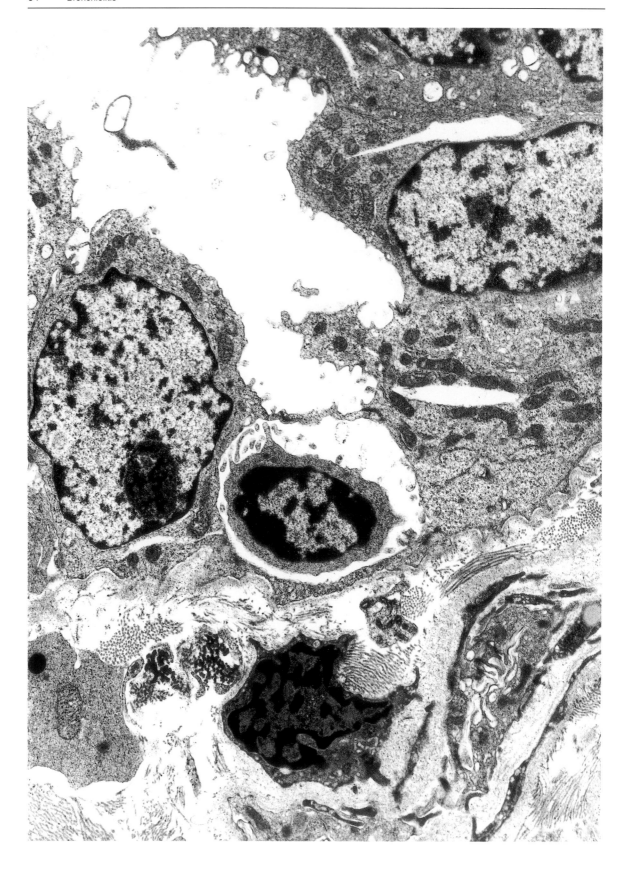

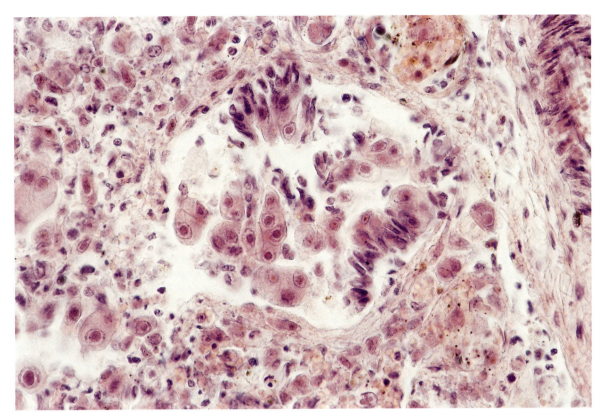

Abb. 44
Bronchiolitis bei Zytomegalievirus-Infektion. Typische Kerneinschlüsse mit einer eulenaugenartigen Kernstruktur. Ausgedehnte Epithelnekrosen und Abstoßung des Epithels in die Bronchioluslichtung. Geringe lymphozytäre Infiltration der Bronchioluswand.
Färbung: Haematoxylin-Eosin
Vergrößerung: 320 ×

Abb. 43
Erhaltene Basalzellen des Bronchiolusepithels bei breitflächiger Nekrose. In den deutlich erweiterten Interzellularspalten zwischen den Epithelzellen ein Lymphozyt. An der Basis das erhaltene Kollagenfasergerüst der Bronchioluswand durchsetzt von Entzündungszellen.
Transmissionselektronenmikroskopische Aufnahme
Vergrößerung: 15 400 ×

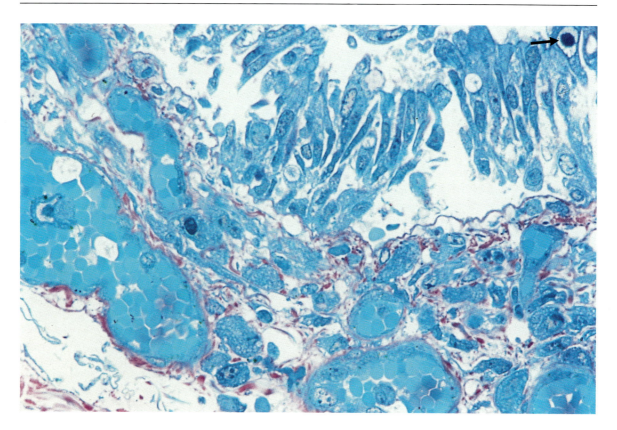

Abb. 45
Epithelnekrose und ausgeprägtes intraepitheliales Ödem bei Zytomegalievirus-Infektion. Typischer Kerneinschluß in einer Bronchiolusepithelzelle (Pfeil). Deutlich ausgeprägte ödematöse Auflockerung der äußeren Wandschichten des Bronchiolus mit einzelnen Makrophagen mit vakuoligem Zytoplasma (Schaumzellen). Ausgeprägte Hyperämie der Bronchioluswand.
Färbung: Basisches Fuchsin und Methylenblau
Vergrößerung: 800 ×

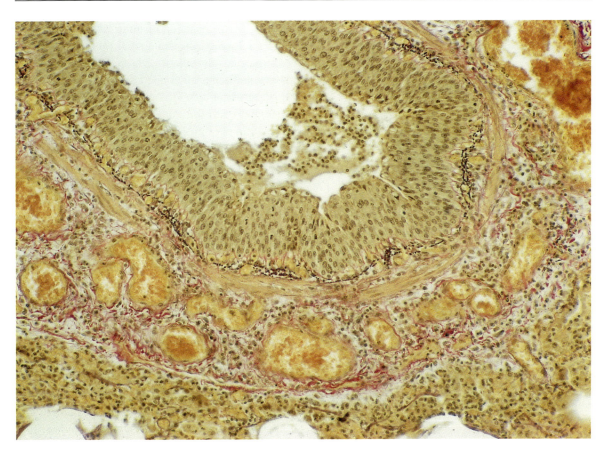

Abb. 46
Reaktive Proliferation des Bronchiolusepithels nach virusbedingter Bronchiolitis. Verlust der Epitheldifferenzierung. Übergangsepithelähnliche mehrschichtige Epithelanordnung mit deutlich ausgeprägter mitotischer Aktivität. Erhaltene Elastica und Muskelschicht der Bronchioluswand. In der äußeren Bindegewebszone gleichmäßige lymphozytäre Infiltration, die bis in die angrenzenden Alveolarsepten reicht.
Färbung: Elastica van Gieson
Vergrößerung: 280 ×

3.4.2 Veränderungen der Bronchiolen beim Asthma (Abb. 47)

Die strukturellen Veränderungen der Bronchiolen beim Asthma in den segmentalen und subsegmentalen Anteilen entsprechen den Veränderungen in den zentralen Bronchien (Hogg 1993). Die respiratorischen Bronchiolen und die Alveolargänge zeigen dabei nur geringe Veränderungen.

Die Bronchioluslichtung ist mit einem Gemisch aus Sekret und einem Exsudat aus Plasmaproteinen und Entzündungszellen ausgefüllt, das einzelne eosinophile Granulozyten enthalten kann. Die Entzündungszellen emigrieren aus den Gefäßen zunächst in die Bronchioluswand und gelangen durch das Epithel in die Bronchioluslichtung. Es entwickelt sich eine Verbreiterung der lichtmikroskopisch abgrenzbaren Basalmembran, die auf eine Zunahme von Typ IV Kollagen zurückgeht. Die eigentliche nur elektronenmikroskopisch erkennbare Basallamelle des Epithels und deren Lamina densa bleiben dabei unverändert. Das Epithel ist zum Teil durch ein subepitheliales Ödem von der Basalmembran abgehoben. Einzelne Epithelzellen werden in die Lichtung abgestoßen. Das Epithel ist durch die Kontraktion der glatten Muskulatur über der lockeren subepithelialen Bindegewebszone aufgefaltet.

Systematische Untersuchungen haben gezeigt, daß die glatte Muskulatur durch Hypertrophie und Hyperplasie an Masse zunimmt (Heard und Hossain 1971). Es kommt im fortgeschrittenen Stadium der Erkrankung auch zu einer Zunahme der bindegewebigen Anteile der Bronchioluswand (Kuwano et al 1991). Die Zeichen der akuten exsudativen entzündlichen Reaktion, wie die Plasmaproteinexsudation und die Zellemigration in die Wand des Bronchiolus, sowie die Zeichen der Dyskrinie und Hyperkrinie, bilden sich im Interwall zwischen der anfallsweise auftretenden bronchialen Obstruktion weitgehend zurück.

3.4.3 Diffuse Panbronchiolitis

Von 1978 bis 1980 wurden in Japan 1238 Fälle mit einer diffusen Panbronchiolitis gesammelt und systematisch bearbeitet (Homma et al 1983). Die Veränderungen bestanden in einer schweren chronischen Entzündung der proximalen respiratorischen Bronchiolen. Es war eine Verdickung und Fibrose der Bronchioluswände mit einem dichten Infiltrat aus Lymphozyten, Plasmazellen und Histiozyten ausgebildet. Mit Progression des Prozesses entwickelte sich eine Einengung der respiratorischen Bronchiolen und eine Erweiterung der proximalen Anteile der Atemwege. Die Veränderungen waren diffus verteilt, traten aber besonders in den unteren Lungenpartien auf. Die Erkrankung betraf eine gleiche Anzahl von Männern und Frauen zwischen dem 20. bis 60. Lebensjahr. Die Patienten klagten über Husten, Auswurf und Dyspnoe, 3/4 der Patienten hatten eine chronische Sinusitis. Das Thoraxröntgenbild zeigte charakteristische knötchenförmige, bis 2 mm im Durchmesser große Verdichtungen. Es bestand eine Atemwegsobstruktion, eine Hypoxämie und in den fortgeschrittenen Stadien eine Hyperkapnie.

Der Verlauf der diffusen Panbronchiolitis ist durch eine progressive respiratorische Dysfunktion gekennzeichnet, bei der periodisch bakterielle Superinfektionen meistens mit Pseudomonas aeruginosa auftreten. Etwa 20 % der Patienten sterben innerhalb von 5 Jahren nach Einsetzen der Dyspnoe und weitere 30 % innerhalb von 10 Jahren.

Die morphologischen Veränderungen sind für die Erkrankung charakteristisch. Makroskopisch finden sich unterschiedlich große zentrolobulär angeordnete gelbliche umschriebene Herde. Diese Herdbildungen entsprechen mikroskopisch einer dichten peribronchiolären und intraluminalen Infiltration mit Granulozyten und Lymphozyten in den respiratorischen Bronchiolen. Makrophagen mit einem schaumigen Zytoplasma sind in den Lichtungen und in den Wänden der angrenzenden Alveolen angeordnet. Die peribronchiolären Infiltrate enthalten häufig mononukleäre Zellen. Außerdem besteht eine Hyperplasie und Infiltration im Bereich der peribronchiolären Lymphfollikel. Die intraluminalen Granulozytenansammlungen können besonders ausgeprägt sein und die Zellzusammensetzung in der broncho-alveolären Lavage prägen. Dabei ist nicht geklärt, inwieweit diese granulozytäre Reaktion Folge der bakteriellen Superinfektion ist.

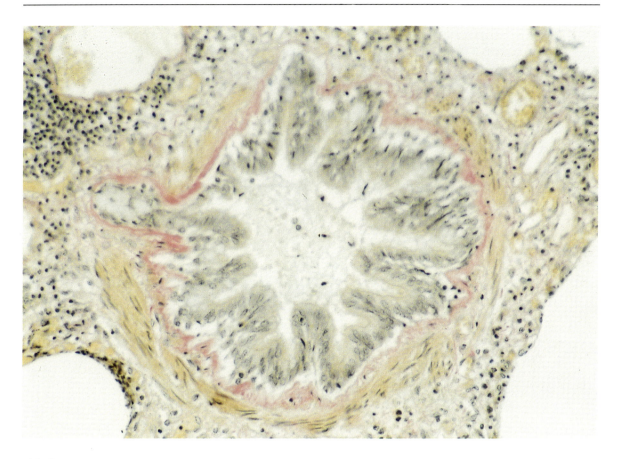

Abb. 47
Veränderungen am Bronchiolus beim Asthma. Sternförmige Einengung der Lichtung durch Auffaltung des Epithels über der lockeren subepithelialen Bindegewebszone. Ausfüllung der Lichtung mit Sekret. Verbreiterung der Basalmembran. Lockere Infiltration der Bronchioluswand mit eosinophilen Granulozyten.
Färbung: Elastica van Gieson
Vergrößerung: 320 ×

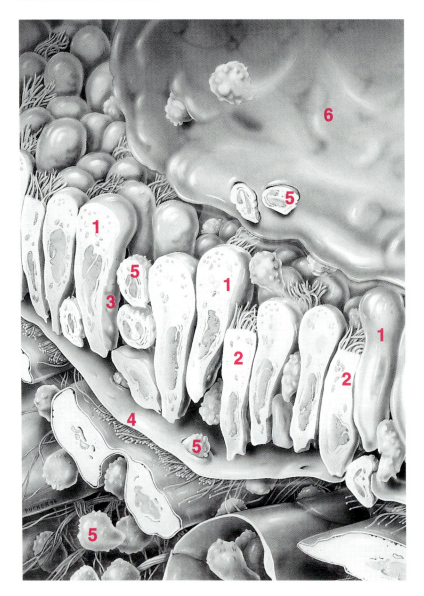

Abb. 48
Eitrige Bronchiolitis. Ödem der Bronchioluswand. Granulozytäre Infiltrate in allen Wandschichten. Abhebung des Epithels von der Basalmembran. Erweiterung der Interzellularspalten am Epithel. Durchwanderung des Epithels mit Granulozyten. In der Bronchioluslichtung Sekretkomplexe mit Granulozyten.

1 = Clarazellen
2 = Zilienzellen
3 = Weite Interzellularspalten
4 = Basalmembran
5 = Granulozyten
6 = Sekretkomplex in der Lichtung

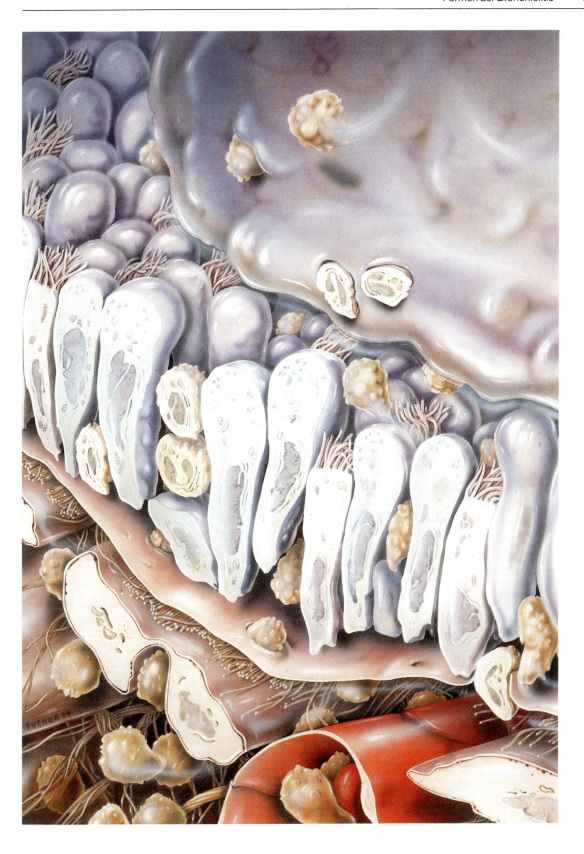

Die bronchiolo-zentrische Entzündung im Bereich der respiratorischen Bronchiolen mit einer lymphatischen Hyperplasie der den Bronchiolen zugeordneten Lymphfollikel und die Akkumulation von Makrophagen mit schaumigem Zytoplasma prägen das histomorphologische Substrat der diffusen Panbronchiolitis (Kitaichi 1991).

Es wird beschrieben, daß zwischen der Bronchiolitis und der Entwicklung von Bronchiektasen eine Beziehung besteht. Die Dilatation der proximalen Atemwege bei der Bronchiolitis wird als typisch angesehen und als Basis für die Bildung der Bronchiektasen betrachtet.

3.4.4 Eitrige und ulzeröse Bronchiolitis
(Abb. 49–55)

Eine eitrige und ulceröse Entzündung der Bronchiolen kann durch die Inhalation toxischer Gase und durch aerogene virale und bakterielle Infektion ausgelöst werden. Kennzeichnend ist eine dichte, alle Wandschichten umfassende granulozytäre Infiltration. Auch das peribronchioläre Bindegewebe ist granulozytär durchsetzt. Die entzündliche Reaktion kann auf die benachbarten Alveolen übergreifen. Granulozyten gelangen durch die weit geöffneten Interzellularspalten des Bronchiolusepithels aus der subepithelialen Bindegewebszone in die Bronchioluslichtung. Die Lichtungen sind mit Sekret ausgefüllt, das von Granulozyten durchsetzt wird. Durch die Kontraktion der Bronchiolusmuskulatur ist die Lichtung in der Regel sternförmig eingeengt.

Durch die direkte Alteration des Bronchiolusepithels entwickeln sich unterschiedlich breite Nekrosen. Die Epithelzellen werden zum Teil durch ein subepitheliales Ödem von der Basalmembran abgehoben. An den Epithelzellen entwickelt sich eine unterschiedlich stark ausgeprägte Vakuolisierung. Die Zellkontakte lösen sich. An den Zilienzellen brechen die Zilien ab. Es ist eine Fragmentation der Zilienmembranen und der inneren Tubulusstrukturen zu beobachten. Einzelne Zellen und Zellgruppen lösen sich aus dem Epithelverband und werden in die Bronchioluslichtung abgestoßen. Die Basalmembran wird über unterschiedlich breite Strecken freigelegt, so daß eine massive Granulozytenemigration in die Bronchioluslichtung erfolgen kann. Bei der Entwicklung der entzündlichen Reaktion liegt wahrscheinlich eine Wechselwirkung der zwischen primärer Alteration des Bronchiolusepithels durch toxische und virale Agenzien mit nachfolgender sekundärer bakterielle Infektion zugrunde. Die primäre Epithelschädigung, die mit Zilienverlust, Lösung der Zellkontakte und Bildung umschriebener Nekrosen einhergeht, schafft die Voraussetzung für die anschließende bakterielle Adhärenz am Epithel, die die wesentliche Voraussetzung für die Entfaltung der pathogenen Eigenschaften der Bakterien bildet (Philippou et al 1993).

Bei Infektionen mit Staphylokokkus aureus treten besonders ausgedehnte Nekrosen des Epithels mit nachfolgender Abszedierung auf. Die Infektion mit Streptokokkus pyogenius führt zu einer frühzeitigen und raschen Ausbreitung der Infektion in das peribronchioläre Bindegewebe und die angrenzende Alveolarstruktur. Die zelluläre Infiltration der Bronchioluswände, das Ödem der Bronchioluswand, sowie die nachgeschaltete peribronchioläre und alveoläre Reaktion mit Ventialtionsstörung, kann zu einer kleinherdigen Verdichtung des Gewebes führen, die auch makroskopisch und röntgenologisch sichtbar wird.

3.4.5 Proliferative Bronchiolitis (Abb. 46)

Neben einer Destruktion des Epithels kann bei einzelnen Fällen der durch Viren ausgelösten Bronchiolitis eine deutlich erhöhte Proliferation des Bronchiolusepithels mit einem Verlust der typischen Differenzierung auftreten. Das normalerweise in einer Schicht angeordnete Epithel bildet mehrschichtige Formationen. Als Ausdruck der erhöhten proliferativen Aktivität tritt eine mehr oder minder ausgeprägte Kernpolymorphie auf. Die Mitoserate ist deutlich erhöht. Die Epithelzellen haben dieselbe Form wie die Basalzellen. Die Differenzierung der Zilienzellen und Clarazellen bleibt dabei aus.

Es entstehen übergangsepithelähnliche Formationen mit praeneoplastischen Veränderungen. In den übrigen Wandschichten der Bronchiolen besteht eine unregelmäßige ödematöse Auflockerung des Bindegewebes und eine überwiegend lymphozytäre Infiltration.

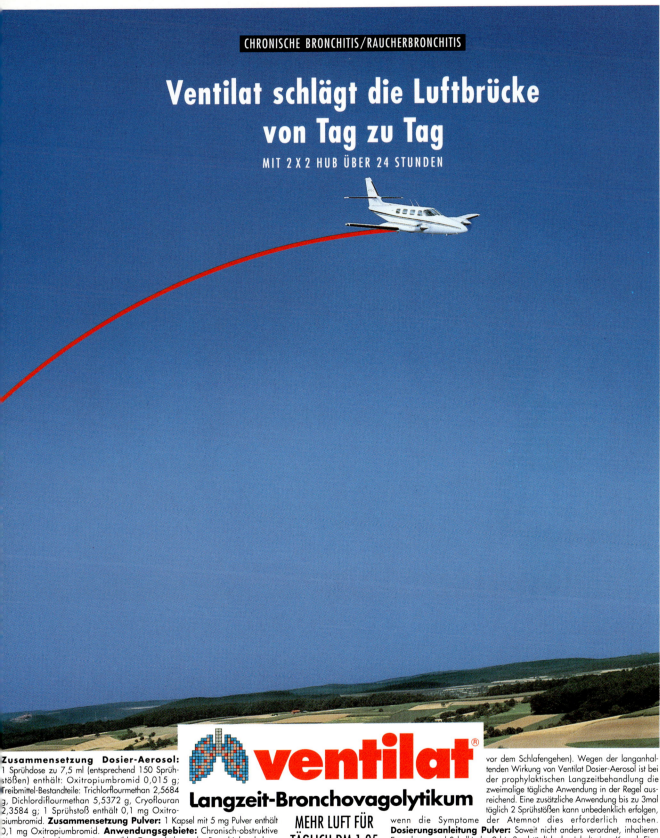

CHRONISCHE BRONCHITIS/RAUCHERBRONCHITIS

Ventilat schlägt die Luftbrücke von Tag zu Tag

MIT 2 X 2 HUB ÜBER 24 STUNDEN

ventilat®
Langzeit-Bronchovagolytikum

MEHR LUFT FÜR TÄGLICH DM 1,05

Zusammensetzung Dosier-Aerosol: 1 Sprühdose zu 7,5 ml (entsprechend 150 Sprühstößen) enthält: Oxitropiumbromid 0,015 g; Treibmittel-Bestandteile: Trichlorflourmethan 2,5684 g, Dichlordiflourmethan 5,5372 g, Cryoflouran 2,3584 g; 1 Sprühstoß enthält 0,1 mg Oxitropiumbromid. **Zusammensetzung Pulver:** 1 Kapsel mit 5 mg Pulver enthält 0,1 mg Oxitropiumbromid. **Anwendungsgebiete:** Chronisch-obstruktive Atemwegserkrankungen mit reversibler Tonuserhöhung der Bronchialmuskulatur (Bronchospasmus): chronisch-obstruktive Bronchitis, Astma bronchiale und obstruktives Lungenemphysem. **Gegenanzeigen:** In der Schwangerschaft nur bei strenger Indikationsstellung. **Nebenwirkungen:** In Einzelfällen kann das vorübergehende Gefühl der Mundtrockenheit, der Trockenheit der Nasenschleimhaut, seltener ein Trockenheitsgefühl am Auge auftreten. Bei Patienten, die zusätzlich an Rhinitis sicca, Keratokonjunktivitis sicca oder an Morbus Sjögren leiden, kann sich eine im allgemeinen vorübergehende Verstärkung dieser Symptome zeigen. **Dosierungsanleitung Dosier-Aerosol:** Soweit nicht anders verordnet, inhalieren Erwachsene und Schulkinder 2mal täglich 2 Sprühstöße (am besten morgens und vor dem Schlafengehen). Wegen der langanhaltenden Wirkung von Ventilat Dosier-Aerosol ist bei der prophylaktischen Langzeitbehandlung die zweimalige tägliche Anwendung in der Regel ausreichend. Eine zusätzliche Anwendung bis zu 3mal täglich 2 Sprühstößen kann unbedenklich erfolgen, wenn die Symptome der Atemnot dies erforderlich machen. **Dosierungsanleitung Pulver:** Soweit nicht anders verordnet, inhalieren Erwachsene und Schulkinder 2 bis 3mal täglich den Inhalt einer Kapsel. Eine zusätzliche Inhalation kann bis zu 6 Kapseln täglich unbedenklich erfolgen, wenn Symptome der Atemnot dies erforderlich machen. Ventilat Dosier-Aerosol und Pulver können bei Bedarf zusammen mit bronchialerweiternden Substanzen, wie z. B. Beta-Sympathikomimetika, angewendet werden. **Darreichungsformen und Packungsgrößen:** Ventilat Dosier-Aerosol 7,5 ml mit Inhalationsrohr DM 39,56; Ventilat Pulverkapseln zur Inhalation, 50 Kapseln und 1 Inhalator DM 63,04; Ventilat Pulverkapseln zur Inhalation, 100 Kapseln DM 63,04; Klinikpackungen. Preisänderung vorbehalten.

Thomae

Mucosolvan® S, Brausetabletten. Zusammensetzung: 1 Brausetablette enthält: Ambroxolhydrochlorid 60 mg. **Anwendungsgebiete:** Zur Anwendung bei Erkrankungen der Luftwege, die mit starker Sekretion eines zähen Schleims einhergehen: Akute und chronische Formen der Atemwegserkrankungen, vor allem akute und chronische Bronchitis, Bronchiektasie, asthmoide Bronchitis, Asthma bronchiale, Bronchiolitis, Mukovis-

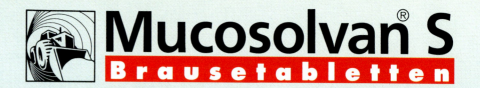

Mucosolvan® S
Brausetabletten

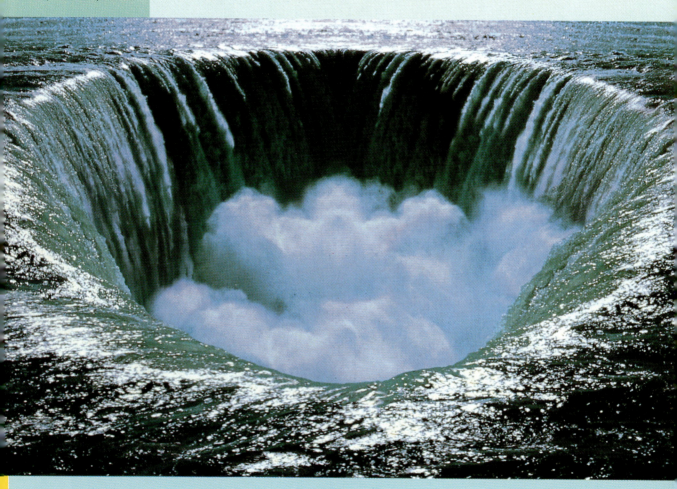

zidose. **Gegenanzeigen:** Kindern unter 6 Jahren, Überempfindlichkeit gegen Ambroxol. Vorsicht bei gestörter Bronchomotorik und großen Sekretmengen, Schwangerschaft, Stillzeit. **Nebenwirkungen:** In seltenen Fällen Magen-Darm-Beschwerden sowie allergische Reaktionen. Selten Trockenheit des Mundes und der Luftwege, Sialorrhö, Rhinorrhö, Obstipation und Dysurie. In je einem Fall anaphylaktischer Schock, allergische Kontaktdermatitis. **Wechselwirkungen mit anderen Mitteln:** Antitussiva. **Dosierungsanleitung:** Kinder ab 6 Jahre: 1mal täglich ½ Brausetablette. Kinder ab 12 Jahre und Erwachsene: Erste 2–3 Tage 3mal täglich ½ Brausetablette, danach 2 mal täglich ½ oder 1mal täglich 1 Brausetablette. **Hinweis:** Bei schwerer Niereninsuffizienz Erhaltungsdosis vermindern oder Dosierungsintervall verlängern. **Warnhinweis:** Dieses Arzneimittel enthält in einer Brausetablette 16,83 mg Phenylalanin. **Darreichungsformen und Packungsgrößen:** OP mit 20 (N1) Brausetabletten DM 12,95; OP mit 40 Brausetabletten DM 23,85; Klinikpackung. Preisänderung vorbehalten.

schnell

stark

sparsam

Wo Mucosolvan® S aufbraust, braust der Schleim ab

Thomae

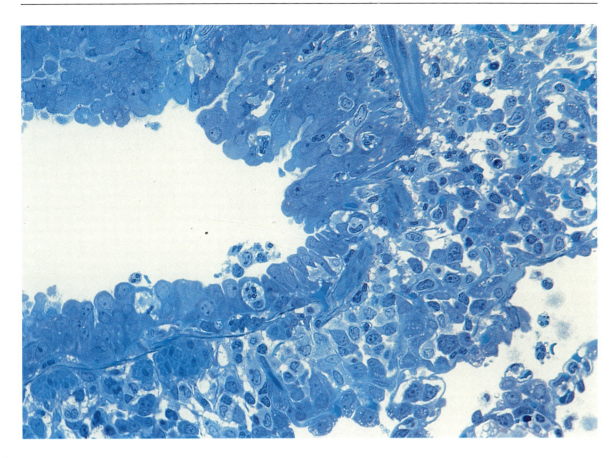

Abb. 49
Eitrige Bronchiolitis in der Frühphase. Dichtes entzündliches Infiltrat der äußeren Wandschichten aus Lymphozyten und Granulozyten. Durchwanderung des Epithels mit Granulozyten. Einzelne Granulozyten in den benachbarten Alveolen.
Färbung: Basisches Fuchsin und Methylenblau
Vergrößerung: 650 ×

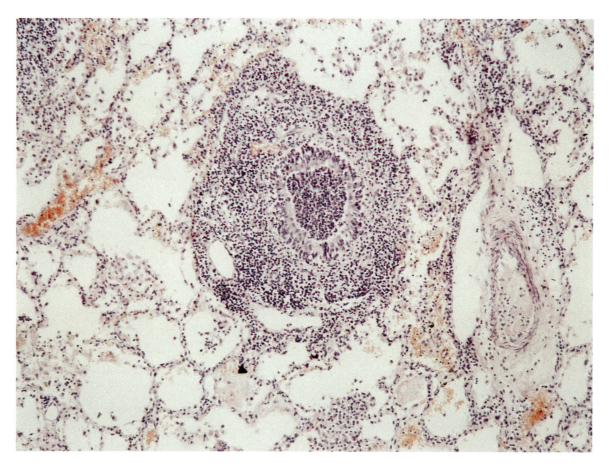

Abb. 50
Eitrige Bronchiolitis. Ausfüllung der Bronchioluslichtung mit granulozytenreichem Exsudat. Dichte Infiltration des peribronchiolären Bindegewebes bis in die angrenzenden Alveolarsepten.
Färbung: Haematoxylin Eosin
Vergrößerung: 240 ×

Abb. 51
Bronchiolitis und Peribronchiolitis bei einer 26jährigen Frau mit tödlicher respiratorischer Insuffizienz. Gleichmäßig verteilte, auf die Bronchiolen bezogene, auf der Schnittfläche leicht erhabene gelbliche Herde. Ausfüllung der Bronchioluslichtung mit eitrigem Exsudat. Übergreifen der Entzündung auf die benachbarten Alveolen.
Makroskopische Aufnahme

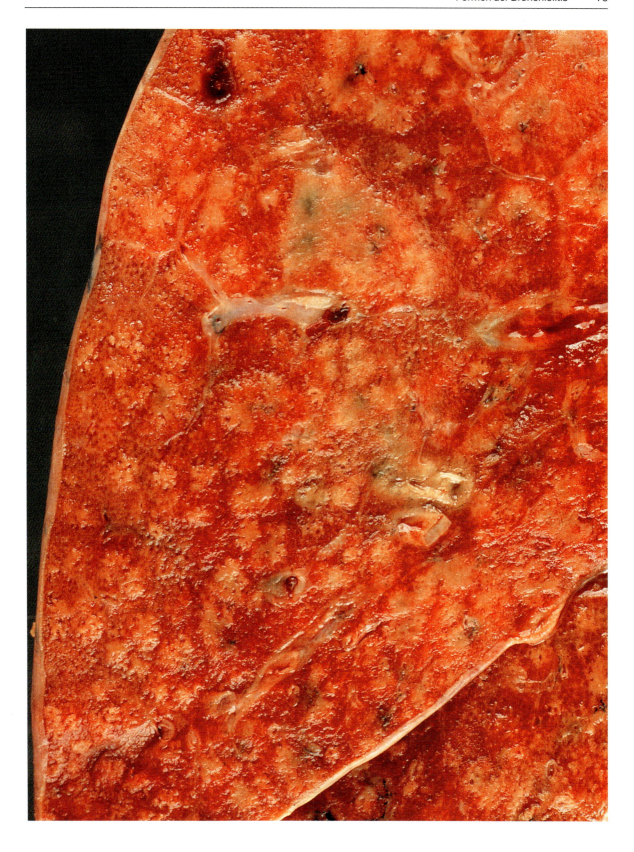

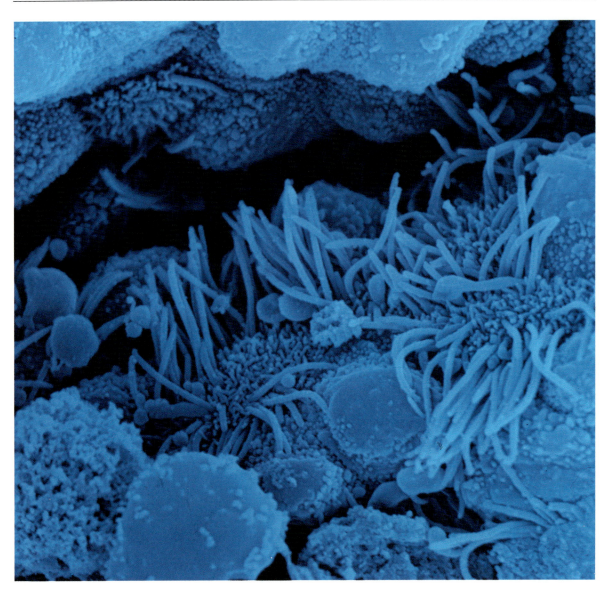

Abb. 52
Veränderungen des Bronchiolusepithels bei eitriger Bronchiolitis. In der Lichtung Exsudat mit Entzündungszellen. Reduktion der Zilien. Öffnung der Interzellularverbindungen auf der Epitheloberfläche. Irreguläre Sekretionen an den Clarazellen.
Rasterelektronenmikroskopische Aufnahme
Vergrößerung: 5000 ×

Abb. 53
Eitrige Bronchiolitis. Dichtes von Granulozyten durchsetztes Sekret in der Bronchioluslichtung mit einzelnen Erythrozyten. Weitgehender Verlust der Solphase der Sekretschichten über dem Epithel. Umscheidung der Zilien mit Sekret. Vakuolige Degeneration einzelner Zilienzellen.
Transmissionselektronenmikroskopische Aufnahme
Vergrößerung: 4800 ×

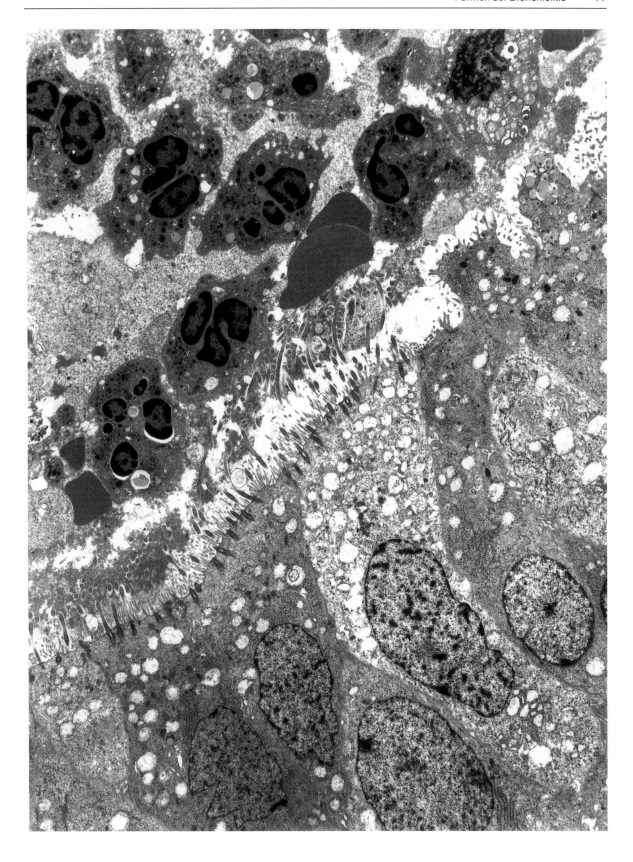

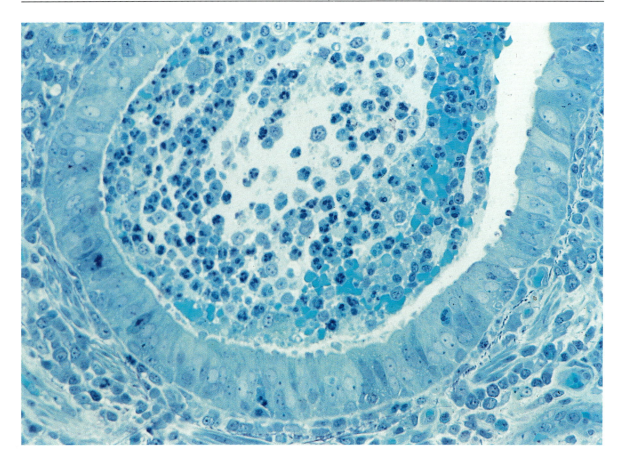

Abb. 54
Eitriges Exsudat mit einzelnen Makrophagen in der Bronchioluslichtung bei eitriger Bronchiolitis mit vollständigem Lichtungsverschluß. Dichtes subepitheliales Infiltrat.
Färbung: Basisches Fuchsin und Methylenblau
Vergrößerung: 820 ×

Abb. 55
Vakuolige Degeneration der Bronchiolusepithelzellen und Epithelzellnekrosen bei eitriger Bronchiolitis. In der Lichtung eitriges Exsudat mit Erythrozyten. Durchsetzung der subepithelialen Bindegewebszone mit Granulozyten.
Transmissionselektronenmikroskopische Aufnahme
Vergrößerung: 4000 ×

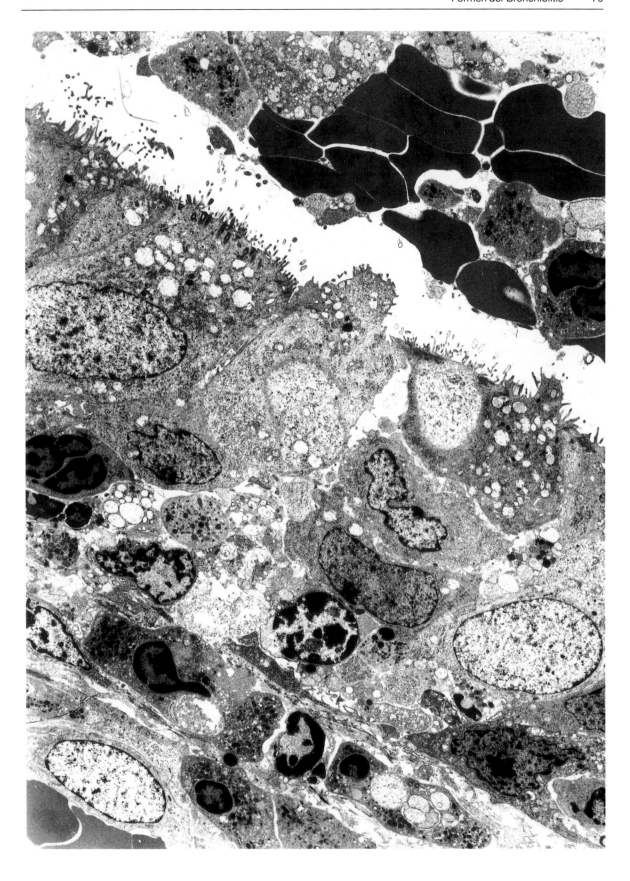

Die proliferative Bronchiolitis entwickelt sich vor allem bei der Zytomegalieinfektion. Im Bronchiolusepithel können dabei epitheliale Riesenzellen auftreten. In den Epithelzellen sind außerdem die typischen eulenaugenartigen Kerneinschlüsse nachzuweisen.

3.4.6 Bronchiolitis obliterans (Abb. 56–62)

Die akute Bronchiolitis kann ohne Residuen abheilen. Bei Ulcerationen der Schleimhaut und Zerstörung der tiefen Wandschichten resultiert jedoch eine protrahierte entzündliche Reaktion, die zur vollständigen Destruktion der Bronchioli mit einer Unterbrechung der Ventilation der nachgeschalteten Alveolarbereiche führt.

Die Bronchiolitis obliterans entsteht als Folge schwerer Zerstörungen der Bronchioluswand mit Organisation des intrabronchiolären Exsudates. Als Ursachen sind Inhalation von irritativen Gasen wie NO_2, Ammoniak und von Kampfgasen zu ermitteln. Die Bronchiolitis obliterans kommt als Komplikation bei Pneumonien vor, vor allem bei Mykoplasmenpneumonien. Virale Infektionen mit Influenza-Viren, RSV-Viren, Adeno-Viren können dabei eine Ursache bilden. In vielen Fällen bleibt die auslösende Ursache unbekannt.

Gelegentlich kann eine Bronchiolitis obliterans bei Neugeborenen als Folge der Organisation von hyalinen Membranen, nach einem Sauerstoffschaden, oder als Folge einer intrauterinen Pneumonie in der letzten pränatalen Woche auftreten.

Die Lunge zeigt eine unregelmäßige Belüftung mit 1 bis 2 mm im Durchmesser großen Verfestigungen. In den subpleuralen Lungenabschnitten kann ein narbiger Umbau auftreten. Nebeneinander kommen atelektatische und überblähte Läppchen vor. Die Lichtung der terminalen Bronchiolen und einige der 2. und 3. Generation der respiratorischen Bronchiolen werden mit polypösem und faserhaltigem Granulationsgewebe ausgefüllt, so daß nur noch eine schlitzförmige Restlichtung des Bronchiolus übrig bleibt. Die Bildung des Polypen entwickelt sich zwischen den Anteilen noch erhaltenen Epithels, wobei die Lamina elastica und die Muskularis der Bronchioluswand in der Regel zerstört sind. Manche dieser Polypen können auch mit einer Epithelschicht bedeckt sein.

Die Zerstörung der Bronchioluswand ist meistens begleitet von einer Infiltration der tieferen Wandschichten mit Lymphozyten, Plasmazellen und einzelnen Granulozyten, die sich auch in die angrenzenden Alveolen ausbreiten.

Die Bronchiolitis obliterans kann im Rahmen der Graft versus host-Reaktion nach Knochenmarkstransplantation auftreten (Bradstock et al 1984, Ralph et al 1984). Sie kann sich als Komplikation bei interstitiellen Pneumonien durch Zytomegalie, Virusinfektionen, Herpes und Pneumozystis carinii-Infektionen entwickeln.

Bei den Patienten entsteht einige Monate nach der Transplantation eine rasch progrediente Atemwegsobstruktion. In den Bronchiolenwänden besteht eine dichte lymphozytäre und plasmazelluläre entzündliche Infiltration mit einzelnen Granulozyten. Im Epithel bestehen unterschiedlich breite Nekrosen, in deren Bereich ein sich in die Lichtung entwickelndes Granulationsgewebe entsteht, das die Lichtung einengt und schließlich vollständig durch die narbige Umwandlung verschließt.

Die Bronchiolitis obliterans tritt häufiger bei Patienten nach Herz-Lungen-Transplantationen auf (Bruk et al 1984). Bei den Patienten entwickeln sich rezidivierende broncho-pulmonale Infekte mit einer Dyspnoe und einer Atemwegsobstruktion in einem Zeitraum von 6 Monaten bis 2 Jahren nach der Transplantation. Im Röntgenbild erscheinen peribronchiale und interstitielle Infiltrate. Die Totalkapazität in der Lunge sinkt in allen Fällen. Es entwickelt sich das übliche morphologische Substrat der Bronchiolitis obliterans. In einzelnen Fällen konnten auch Bronchiolektasen und Bronchiektasen beobachtet werden.

Liebow und Carrington (1969) beobachteten Fälle mit einer Bronchiolitis obliterans und einer interstitiellen Pneumonie. Granulationsgewebe mit Übergang in Vernarbungen entwickelte sich in den Alveolen. Die Bronchiolitis obliterans wird dabei als Teilkomponente einer fibrosierenden Alveolitis oder einer gewöhnlichen interstitiellen Pneumonie (UIP) aufgefaßt. Die Bronchiolitis ist wahrscheinlich in diesen Fällen eine sekundäre Veränderung und hat für die Entwicklung der Pneumonie nur eine untergeordnete Bedeutung. Bei diesen Erkrankungen steht die re-

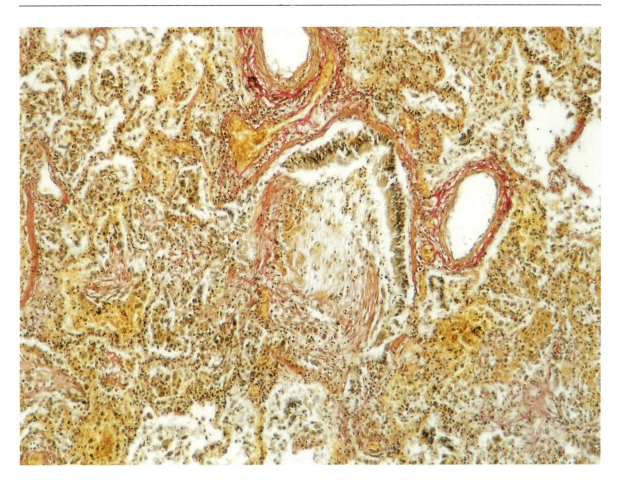

Abb. 56
Bronchiolitis obliterans. Sektorförmige Nekrose des Bronchiolusepithels. Subepitheliales Ödem im Bereich der erhaltenen Epithelanteile. Ausfüllung der Lichtung mit Granulationsgewebe. Peribronchioläre lympho- und plasmazelluläre Infiltration.
Färbung: Elastica van Gieson
Vergrößerung: 260 ×

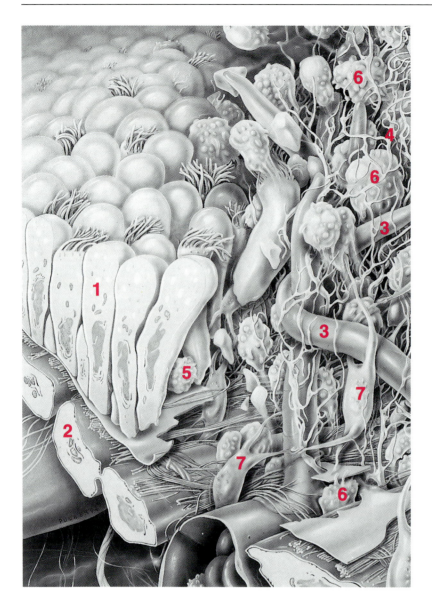

Abb. 57
Bronchiolitis obliterans. Partielle Nekrose des Bronchiolusepithels. Einsprossung von kapillarreichem Granulationsgewebe aus der subepithelialen Bindegewebszone in die Bronchioluslichtung. Außen erhalten die Kollagenfasern der tieferen Wandschichten und glatte Muskulatur.

1 = Erhaltenes Bronchiolusepithel
2 = Glatte Muskulatur der Bronchioluswand
3 = Sprossende Kapillaren
4 = Fibrin und Kollagenfasern im Granulationsgewebe
5 = Granulozyten
6 = Makrophagen
7 = Fibroblasten

Formen der Bronchiolitis

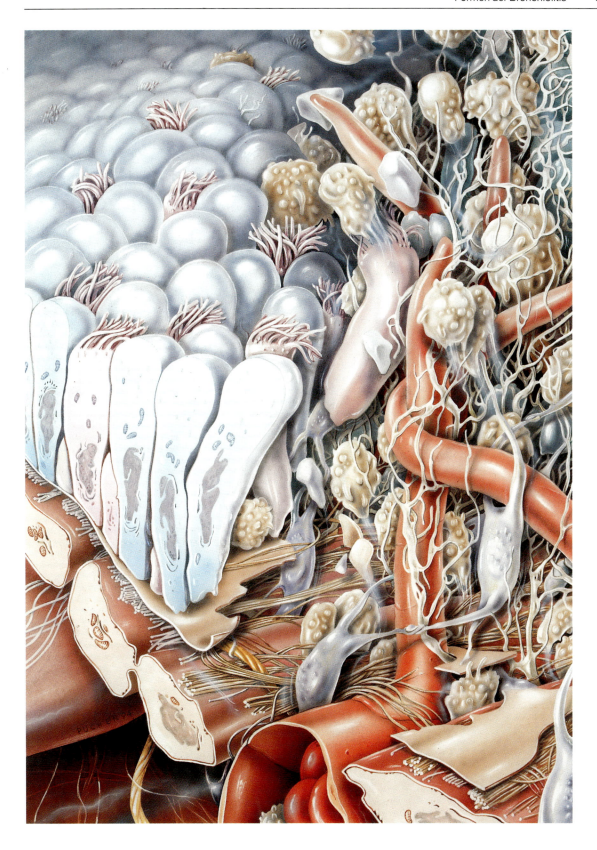

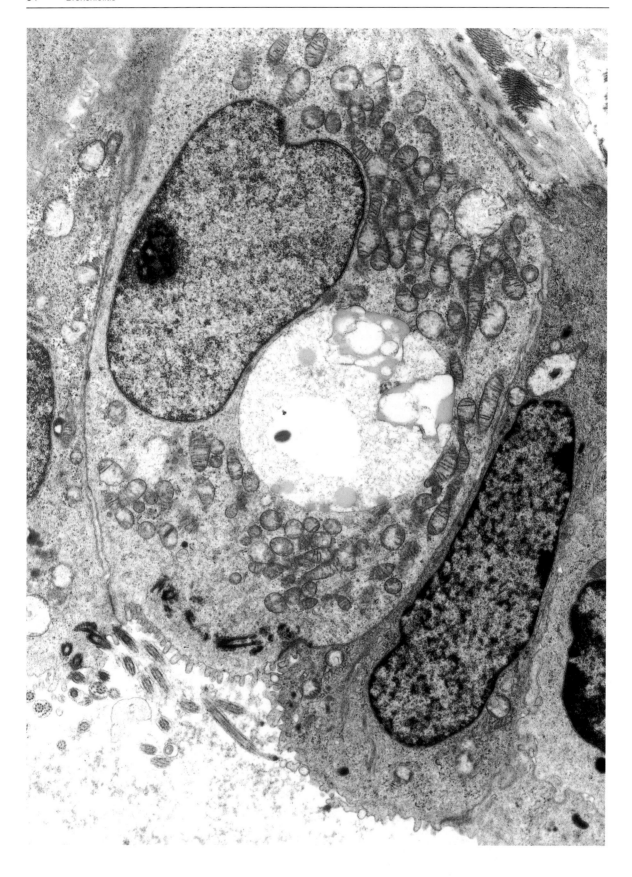

Formen der Bronchiolitis 85

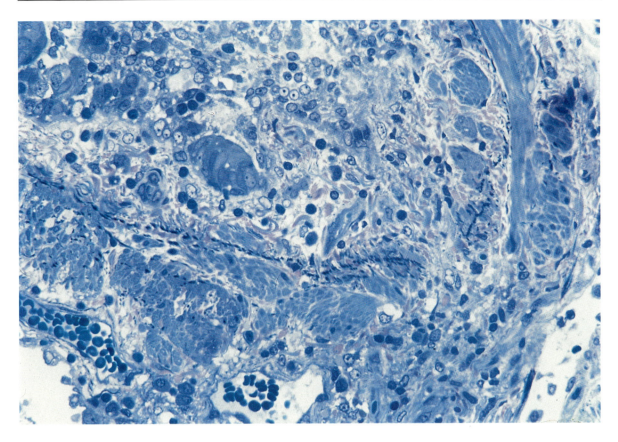

Abb. 59
Aus der subepithelialen Bindegewebszone in die Bronchioluslichtung sprossendes Granulationsgewebe bei Bronchiolitis obliterans. Erhaltene Muskulatur und Tunica elastica der Bronchioluswand. Über dem Granulationsgewebe abgelöste und nekrotische Bronchiolusepithelzellen.
Färbung: Basisches Fuchsin und Mythelenblau
Vergrößerung: 420 ×

Abb. 58
Veränderungen des Bronchiolusepithels bei Bronchiolitis obliterans. Deutliche Zunahme der Mitochondrien im Zytoplasma. Desorientierung der Zilien auf der Zelloberfläche. Deutlich ausgeprägter Zilienverlust. Bildung großer Vakuolen im Zytoplasma der Epithelzellen.
Transmissionselektronenmikroskopische Aufnahme
Vergrößerung: 12 200 ×

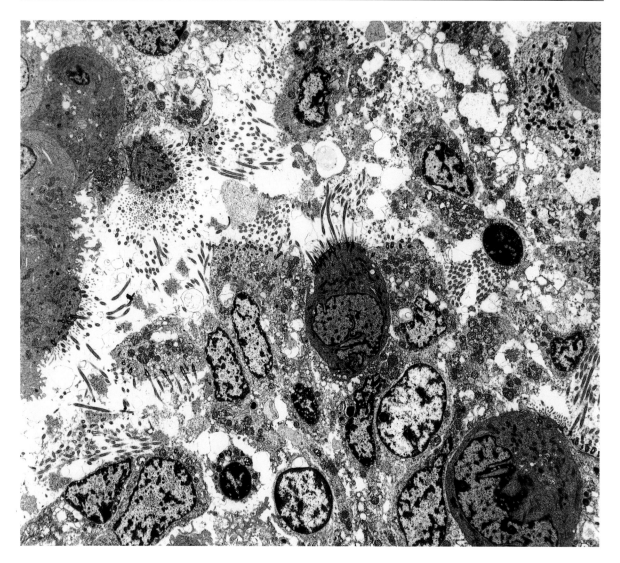

Abb. 60
Inhalt der Bronchioluslichtung bei Bronchiolitis obliterans. Abgelöste und zerfallende Epithelzellen z. T. mit erhaltenem Zilienbesatz. Zilienfragmente. Einzelne Granulozyten und Makrophagen.
Transmissionselektronenmikroskopische Aufnahme
Vergrößerung: 3600 ×

Abb. 61
Bronchioluswand und Granulationsgewebsbildung bei Bronchiolitis obliterans. Basal die erhaltene glatte Muskulatur. Darüber Anteile der Elastica (Pfeile). Zur Bronchioluslichtung angeordnet weitmaschiges Kollagenfasergerüst mit Lymphozyten, Granulozyten, Makrophagen und einzelnen Fibroblasten. Am linken Bildrand Endothelzelle einer sprossenden Kapillare (großer Pfeil).
Transmissionselektronenmikroskopische Aufnahme
Vergrößerung: 3800 ×

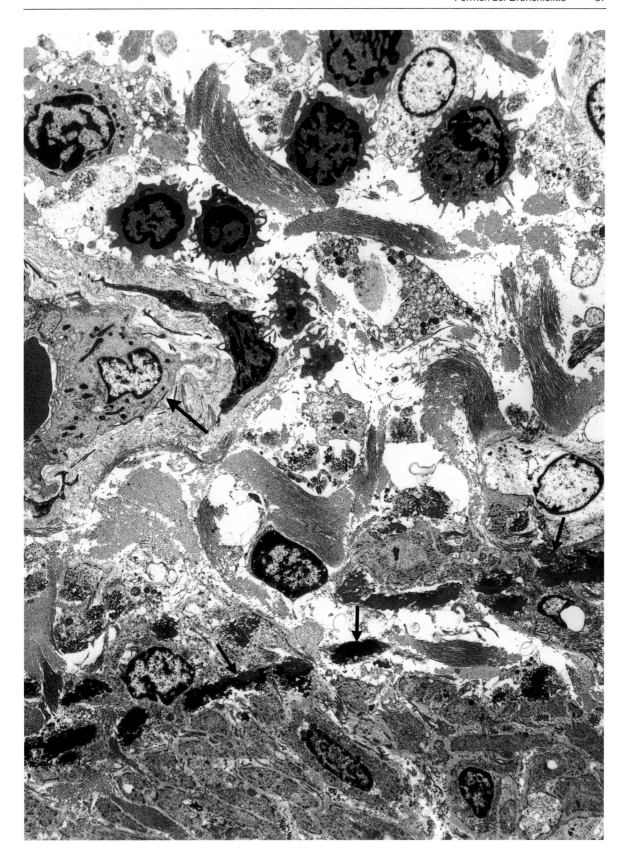

striktive Ventilationsstörung ganz im Vordergrund und die Obstruktion der Atemwege hat nur eine geringe Bedeutung.

3.4.7 Bronchiolitis obliterans und organisierende Pneumonie (BOOP) (Abb. 63–65)

Epler und Colby (1985) beschrieben eine Erkrankung, die durch eine Bronchiolitis obliterans und eine fleckförmige organisierende Pneumonie gekennzeichnet ist. Die Ätiologie der Veränderung ist bisher unbekannt.

Bei den Patienten entwickelt sich in der Regel im Anschluß an einen broncho-pulmonalen Infekt eine z. T. beidseitige, entweder umschriebene oder unregelmäßig fleckförmige Lungenverschattung im Röntgenbild. Dabei können die Veränderungen auf einer Seite rückläufig sein oder auf der anderen persistieren. Der Röntgenbefund entspricht häufig dem einer "atypischen Pneumonie" oder einer Pneumonie mit unvollständiger Rückbildung. Funktionell zeigt sich bei den Patienten eine restriktive Ventilationsstörung mit einer Abnahme der Diffusionskapazität und später eine Atemwegsobstruktion. Die Erkrankung kann jedoch auch asymptomatisch verlaufen. In den meisten Fällen leiden die Patienten unter Husten, Fieber, Kurzatmigkeit und selten auch unter Hämoptysen. Die Laborbefunde sind nicht spezifisch. Gelegentlich tritt eine Eosinophilie auf oder es kann ein Immundefekt beobachtet werden.

Häufig muß zur diagnostischen Abklärung der über Wochen und Monate bestehenden Veränderungen eine Biopsie durchgeführt werden. Die histologischen Veränderungen sind dabei unspezifisch. Die Bronchiolen werden mit einem lockeren Granulationsgewebe ausgefüllt, so daß nur noch ein schmales Restlumen bestehen bleibt. Das Bronchiolusepithel zeigt unterschiedlich breite Nekrosen. Vereinzelt sind nur noch Reste des Epithels erhalten. Die Muskulatur der Bronchioluswand ist unterbrochen. Das Granulationsgewebe füllt auch den Alveolargang aus.

In den angrenzenden Alveolen sind die Alveolarsepten durch mononukleäre Infiltrate verbreitet. Daneben besteht eine mehr oder minder ausgeprägte interstitielle Fibrose. In einzelnen Alveolarlichtungen sind granulozytenhaltige fibrinöse Exsudate ausgebildet. Die Alveolen sind sonst durch Granulationsgewebe ausgefüllt. In manchen Fällen können die entzündlichen Infiltrate vermehrt eosinophile Granulozyten enthalten.

Die Erkrankung kann einen protrahierten, über Monate dauernden Verlauf zeigen. Dabei können stark vernarbte Areale neben florider Granulationsgewebsbildung vorkommen. Die meisten Fälle heilen ohne Funktionseinschränkung aus. In anderen Fällen kann die Erkrankung in eine chronisch-obstruktive Lungenerkrankung übergehen.

In vielen Fällen ist klinisch kein direkter Zusammenhang mit einem akuten pulmonalen Infekt zu ermitteln. In einzelnen Fällen geht der Veränderung eine Pneumonie voraus, die längere Zeit mit Antibiotika behandelt werden mußte. Die Erkrankung ist in den meisten Fällen gut mit einer Therapie mit Kortikosteroiden zu beeinflussen. Häufig ist durch diese Therapie eine Remission zu erreichen.

Tabelle 2
Klinische Syndrome, die mit einer organisierenden Pneumonie einhergehen können (Myers and Colby 1993)

1. Kollagenosen
Rheumatoide Arthritis
Systematisierter Lupus erythematodes
Dermatomyositis
Gemischte Erkrankungen des Bindegewebes

2. Toxine
Inhalativ (Stickstoffdioxid, Silofüller-Erkrankung)
Systemisch (Medikamente: Bleomycin, Amiodarone)

3. Chronische Infektionen
Bakterien (Legionella, Nocardia)
Viren (Influenza, Zytomegalie)
Mycoplasmen
Pneumozystis carinii

4. Idiopathische (Kryptogentische organisierende Pneumonie)

LUFT FÜR LANGEN ATEM
Spasmo-Mucosolvan®

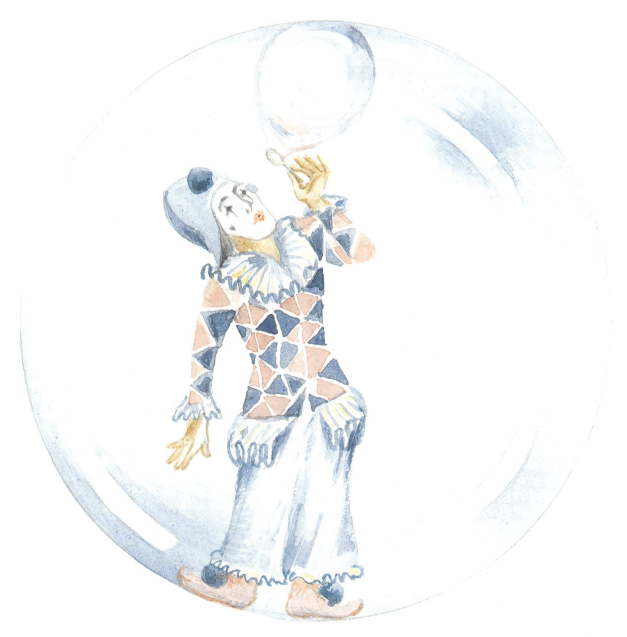

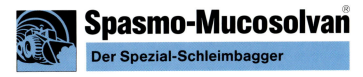

Spasmo-Mucosolvan®
Der Spezial-Schleimbagger

Öffnet die Bronchien, reinigt die Atemwege.
Bronchospasmolyse und Sekretolyse in einer Medikation.

Zusammensetzung: 1 Tablette Spasmo-Mucosolvan enthält: Clenbuterolhydrochlorid 0,02 mg, Ambroxolhydrochlorid 30 mg. 5 ml Spasmo-Mucosolvan Saft enthalten: Clenbuterolhydrochlorid 0,005 mg, Ambroxolhydrochlorid 7,5 mg sowie 1,2 g Sorbit, entsprechend 21 kJ (0,1 BE). 2 ml (= ca. 40 Tropfen) Spasmo-Mucosolvan Tropfen enthalten: Clenbuterolhydrochlorid 0,01 mg, Ambroxolhydrochlorid 15 mg. **Anwendungsgebiete:** Akute und chronische Atemwegserkrankungen, die mit spastischen Verengungen, veränderter Sekretbildung und gestörtem Sekrettransport einhergehen, insbesondere spastische Bronchitiden, Emphysembronchitiden und Asthma bronchiale. **Gegenanzeigen:** Thyreotoxikose, idiopathische hypertrophe subvalvuläre Aortenstenose, tachykarde Arrhythmien, bekannte Überempfindlichkeit gegen Clenbuterol oder Ambroxol. In vorklinischen Untersuchungen wurde festgestellt, daß die Wirksubstanzen Clenbuterol und Ambroxol auch bei hoher Dosierung keine keimschädigenden Eigenschaften besitzen. Trotzdem sollte das Präparat während der ersten 3 Monate der Schwangerschaft nicht eingenommen werden. Wegen des ausgeprägten wehenhemmenden Effektes der Wirksubstanz Clenbuterol sollte Spasmo-Mucosolvan in den letzten Tagen vor einer Geburt nur nach ärztlicher Beratung angewendet werden. Bei Patienten mit frischem Herzinfarkt sollte die Behandlung vorsichtig mit niedriger Dosierung erfolgen. **Nebenwirkungen:** Insbesondere zu Beginn der Behandlung können vereinzelt Erscheinungen wie Unruhegefühl, feines Fingerzittern oder Herzklopfen auftreten. Solche Begleiterscheinungen, die auf den Wirkstoff Clenbuterolhydrochlorid zurückgehen, verschwinden im allgemeinen bei Fortführung der Therapie spätestens nach 1 bis 2 Wochen. In sehr seltenen Fällen können allergische Hautreaktionen, wie z.B. Juckreiz, Hautrötung und Gesichtsödem, ebenso, bei empfindlich auf β_2-Mimetika reagierenden Patienten und unter hoher Dosierung, Kopfschmerzen auftreten. Nach Gabe von Ambroxolhydrochlorid, dem anderen Wirkstoff des Präparates, ist in sehr seltenen Fällen über allergische Reaktionen und in Einzelfällen über akute Anaphylaxie berichtet worden. Im einzelnen wurden beobachtet: Hautreaktionen, Gesichtsschwellungen, Atemnot, Temperaturanstieg mit Schüttelfrost. Einige der betroffenen Patienten waren auch gegen andere Stoffe allergisch. Selten sind Magen-Darmbeschwerden beschrieben worden. **Wechselwirkungen mit anderen Mitteln:** Beta-Rezeptorenblocker können die Wirkung des Beta-Mimetikums Clenbuterol aufheben. **Dosierung:** Tabletten: Erwachsene und Kinder ab 12 Jahre im allgemeinen 2 mal täglich 1 Tablette. Saft: Kinder bis zu 12 Jahren nach KG 2 x 2,5 ml - 2 x 15,0 ml täglich; Kinder ab 12 Jahre und Erwachsene 2 - 3 x täglich 15 - 20 ml. Tropfen: Erwachsene und Kinder ab 12 Jahre 2 x täglich 4 ml Tropflösung; Kinder bis zu 12 Jahren nach KG zwischen 2 x 0,5 ml und 2 x 3 ml Tropflösung. Weitere Informationen siehe Wiss. Prospekt. **Darreichungsformen und Packungsgrößen:** Tabletten: OP mit 20 Stück (N1) DM 12,83, OP mit 50 Stück (N2) DM 28,23, OP mit 100 Stück (N3) DM 50,51. Saft: OP mit 100 ml DM 10,81, OP mit 250 ml DM 24,79. Tropfen: OP mit 50 ml DM 9,95, OP mit 100 ml DM 18,29. Klinikpackungen von allen Formen. Preisänderung vorbehalten. – **Dr. Karl Thomae GmbH, Biberach an der Riss**

3.4.8 Bronchiolitis obliterans nach Lungentransplantation

Die Lungentransplantation bildet bei Patienten mit vaskulären und parenchymatösen Lungenerkrankungen bis zu einem Alter von 60 bis 65 Jahren eine entscheidende therapeutische Alternative (Paradis et al 1993). Die Bronchiolitis obliterans ist nach der Transplantation in vielen Fällen die schwerste Spätkomplikation und entscheidet über die Langzeiterfolge der Transplantationstherapie. Nicht nur nach Lungentransplantation, auch bei Empfängern von Knochenmark-, Leber-, Herz- und Nierentransplantaten kann als Spätkomplikation eine Bronchiolitis obliterans auftreten.

Die Veränderungen können mit der broncho-alveolären Lavage und mit transbronchialer Biopsie diagnostisch erfaßt werden. Daneben bieten die Ergebnisse der Lungenfunktionsprüfung mit empfindlicher und differenzierter Meßtechnik wichtige Daten für die Diagnose.

Die Bronchiolitis obliterans kann unter diesen Bedingungen als Folge immunologischer Prozesse aufgefaßt werden. Es kommen jedoch auch Zytomegalieinfektionen und Ischämien der Atemwege vor, die als Ursache für die Bronchiolitis obliterans nach Transplantation infrage kommen.

Die immunologischen Reaktionen sind direkt gegen Endothelzellen, die Epithelzellen des Alveolarsystems und die Bronchialepithelzellen gerichtet, die vorübergehend durch eine immunsupressive Therapie blockiert werden können (Tazela 1988).

Es muß angenommen werden, daß die immunologischen Reaktionen direkt gegen die Epithelzellen gerichtet werden können. Die Befunde bei der nach Knochenmarktransplantation auftretenden Bronchiolitis obliterans sprechen dafür, daß Spenderlymphozyten im Sinne einer Graft-versus-Host-Reaktion die Epithelzellen des Empfängers schädigen können. Da die histologischen Veränderungen nach Knochenmarks- und nach Lungentransplantation an den Bronchiolen sehr ähnlich sind, wird auch für die Bronchiolitis obliterans nach Lungentransplantation ein vergleichbarer pathogenetischer Prozeß angenommen. Es kann beobachtet werden, daß aktivierte Lymphozyten des Empfängers mit den Epithelzellen reagieren und sie zerstören (Paradis et al 1993). Bei der Reaktion besteht eine Beziehung zwischen der Aktivität der immunologischen Reaktionen zwischen Spender und Organempfänger und der Entwicklung einer Bronchiolitis obliterans, die durch eine Testung der sensibilisierten Lymphozyten und ihrer zellvermittelten Zytotoxizität erfaßt werden kann. Außerdem konnte eine Erhöhung der Expression von Klasse II HLA-Antigenen an den Bronchiolusepithelzellen in den Empfängerlungen mit Bronchiolitis obliterans beobachtet werden. Außerdem kommen bei Patienten mit einer Bronchiolitis obliterans nach Lungentransplantation dendritische Zellen vor, die Klasse II HLA-Antigene enthalten. Sie sind in der Lage, eine Transformation von Lymphozyten in ihrer aktiven Form auszulösen.

Die histologischen Veränderungen bei der Bronchiolitis obliterans nach Lungentransplantation verlaufen in 2 Phasen. Zunächst entsteht eine dichte lymphozytäre Infiltration der Bronchioluswand. Es folgt eine chronische Phase mit der Entwicklung von Epithelnekrosen und Verschluß der Bronchioluslichtung durch Granulationsgewebe. Die Veränderungen sind in der Progredienz und der klinischen Symptomatik von den immunologischen Voraussetzungen und vom Beginn der immunsupressiven Therapie abhängig.

Die Einschätzung und Beurteilung des Schweregrades der akuten Abstoßungsreaktion bezieht sich auf die Anwesenheit und die Ausdehnung perivaskulärer mononukleärer Infiltrate. Die Submukosa der Bronchien und Bronchiolen ist durchsetzt von aktiven Lymphozyten, Histiozyten und einzelnen eosinophilen Granulozyten. Einzelne mononukleäre Zellen liegen in der Basalmembran des respiratorischen Epithels und durchwandern das Epithel. Die intraepithelialen Zellen sind im Bereich von Epithelnekrosen angeordnet. Es entstehen Ulcerationen und es bildet sich eine fibrinös-eitrige Exsudation in der Bronchioluslichtung und zum Teil in der Bronchioluswand. Es können Metaplasien des Epithels auftreten. In den meisten Fällen von akuter Abstoßungsreaktion bildet sich diese exsudative Reaktion zurück und das Epithel kann durch Regeneration repariert werden.

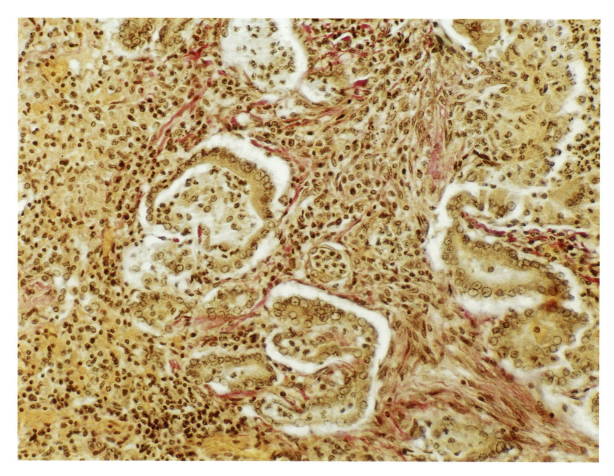

Abb. 62
Ausgeprägte peribronchioläre Fibrose bei protrahiert verlaufender Bronchiolitis obliterans. Einengung und Verschluß der Bronchioluslichtungen. Die Bronchiolen sind zusammengelagert. Dazwischen kollagenfaserreiches Bindegewebe mit dichter lympho-plasmazellulärer Infiltration.
Färbung: Elastica van Gieson
Vergrößerung: 380 ×

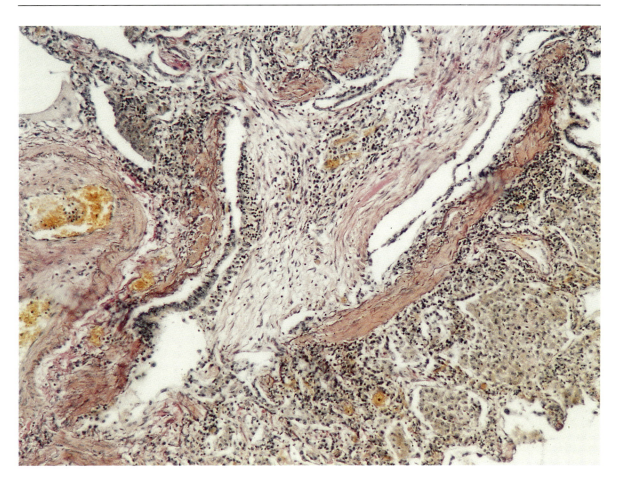

Abb. 63
Bronchiolitis obliterans und organisierende Pneumonie. Tangentialer Anschnitt eines Bronchiolus mit peribronchiolärem Bindegewebe. Vollständiger Verschluß der Bronchioluslichtung durch Granulationsgewebe. Peribronchioläre Fibrose und lymphozytäre Infiltrate in den angrenzenden Alveolarsepten. In den Alveolarlichtungen dichte Makrophagenansammlungen.
Färbung: Elastica van Gieson
Vergrößerung: 320 ×

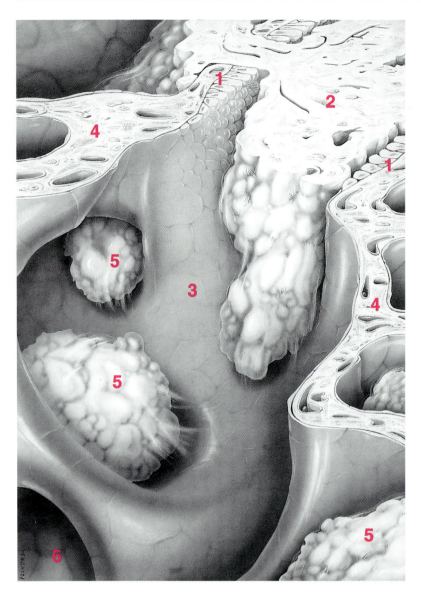

Abb. 64
Bronchiolitis obliterans und organisierende Pneumonie (BOOP). Anschnitt des Bronchioli terminalis mit intraluminaler Granulationsgewebsbildung mit vollständigem Lichtungsverschluß. Übergang zum Alveolargang. Verbreiterung der Alveolarsepten durch interstitielle Fibrose. In den Alveolarlichtungen pfropfartige Granulationsgewebsbildung.

1 = Wand des Bronchiolus
2 = Intraluminales Granulationsgewebe
3 = Alveolargang
4 = Alveolarsepten mit interstitieller Fibrose
5 = Intraalveoläres Granulationsgewebe
6 = Belüftete Alveole

Formen der Bronchiolitis

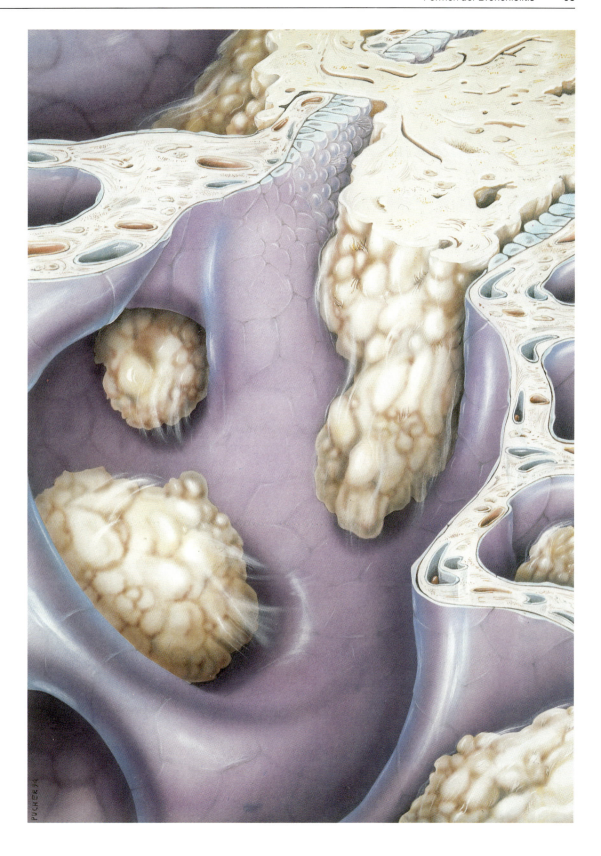

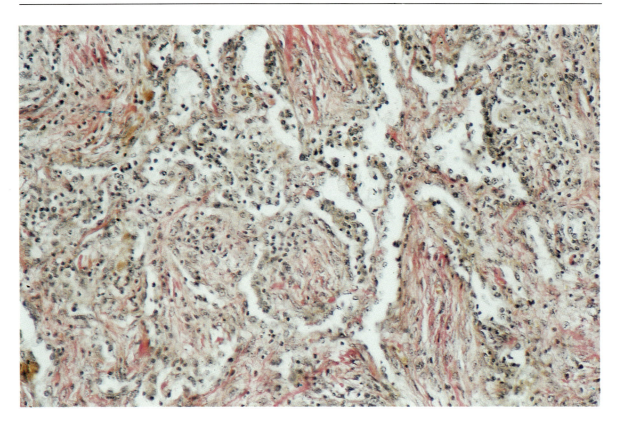

Abb. 65
Alveoläre Veränderungen bei Bronchiolitis obliterans und organisierender Pneumonie. Interstitielle Fibrose. Pfropfartige intraalveoläre Granulationsgewebsbildung mit weitgehendem Verlust der Lichtungen.
Färbung: Elastica van Gieson
Vergrößerung: 320 ×

Die Bronchiolitis obliterans entwickelt sich in den späteren Stadien des klinischen Verlaufs nach der Transplantation. Es entwickelt sich dabei zunächst eine submuköse und intraepitheliale lymphozytäre und mononukleäre Infiltration. Es bildet sich aber charakteristischerweise in der Submukosa ein dichtes eosinophiles Narbengewebe. Nach dem histologischen Bild durchlaufen die Veränderungen die gleichen Phasen wie bei der akuten Abstoßungsreaktion. Im Gegensatz zur akuten Reaktion bildet sich das Exsudat und das Granulationsgewebe jedoch nicht zurück. Statt dessen werden kollagenfaserreiche Plaques gebildet. Sie können exzentrisch oder konzentrisch angeordnet sein und die Lichtung der Bronchiolen vollständig verschließen. Es entwickelt sich hinter der Stenose eine Mukostase. Die Alveolarräume sind mit Schaumzellen ausgefüllt. Am Epithel treten Metaplasien auf. In manchen Fällen bricht die submuköse Fibrose in das peribronchiale Interstitium ein. Dabei entwickelt sich eine Atrophie und zum Teil auch ein vollständiger Verlust der glatten Muskulatur und eine zentrolobuläre Fibrose.

Die Endform der Atemwegsveränderung zeigt sich in einer lymphozytären Bronchitis und Bronchiolitis. Es entstehen dabei perivaskuläre mononukleäre Infiltrate ohne eine Fibrose. Nur in der Submukosa sind Lymphozytenansammlungen ausgebildet. Wenn dabei eine Bronchiolitis obliterans entsteht, beruht sie auf Infektion mit Pseudomonas, Staphylococcus oder Aspergillen. Nur wenn eine solche Infektion ausgeschlossen werden kann, ist anzunehmen, daß die lymphozytäre Bronchiolitis in diesen Spätstadien nach Transplantation einer akuten Abstoßungsreaktion entspricht, bei der sich die perivaskulären Infiltrate zurückgebildet haben oder nur die perivaskuläre Komponente persistiert (Paradis et al 1993).

3.4.9 Veränderungen der Bronchiolen bei Pneumokoniosen (Abb. 66)

Die durch Staubinhalation ausgelösten Veränderungen in der Lunge können die Bronchitis und die Bronchiolitis in ihrem Verlauf wesentlich verschlimmern. Die klinisch beobachteten Symptome bei den Pneumokoniosen wie Atemnot, Husten und Auswurf sind häufig nicht so sehr durch die überwiegend im Alveolarsystem angeordneten Vernarbungen, vielmehr durch die Beteiligung der Bronchiolen an der durch Staub ausgelösten Fibrose bedingt (Könn et al 1983).

Inhalierte Stäube werden in vielen Fällen überwiegend im peribronchiolären Bindegewebe eingelagert und erzeugen hier eine zunehmende Faserneubildung. Systematische Untersuchungen bei der Anthrako-Silikose haben gezeigt (Oellich 1979), daß die anthrako-silikotischen Knötchen vor allem in der Anfangsphase der Veränderungen vorwiegend peribronchiolär entstehen und zu einer Stenose der Bronchiolen führen können. Die Zunahme des peribronchiolären Bindegewebes führt nicht nur zu einer Einengung der Bronchioluslichtung, sondern auch zu einer Einschränkung ihrer Lichtungsweite in der Inspirations- und Exspirationsphase der Atmung.

Es wird angenommen, daß diese bronchioläre Obstruktion eine Teilkomponente bei der Entstehung des Emphysems und bei den Pneumokoniosen bildet. Es kann in den terminalen Bronchiolen durch die protrahierte, durch den Staub ausgelöste peribronchioläre Vernarbung ein Ventilmechanismus entstehen, der zu einer Überblähung der Alveolargänge und der Alveolen und zu einem Umbau der Alveolarstruktur führt, der zentrolobulär beginnt.

Die durch die Staubinhalation ausgelöste intraalveoläre Makrophagenreaktion bildet eine Komponente, die zur ortsständigen Änderung der Proteinasen-Antiproteinasenbalance führt. Durch die bronchioläre Obstruktion können die vermehrt in die Alveolarlichtung übertretenden Makrophagen bei einer besonderen Staubbelastung nicht ausreichend über die Bronchien abgeführt werden und längere Zeit in der Alveolarlichtung verweilen. Die von den Makrophagen freigesetzten Proteinasen können dabei wahrscheinlich nicht rasch genug von den Antiproteinasen neutralisiert werden, so daß sie bei dem Abbau der Alveolarwände im Rahmen der Emphysementstehung mitwirken können.

Zwischen der Entwicklung der interstitiellen, betont peribronchiolär ausgebildeten Fibrose bei den Pneumokoniosen, der daraus resultierenden bronchiolären Obstruktion und der Entstehung des Lungenemphysems bei den Pneumokoniosen, besteht also eine enge Wechselbeziehung. Sie muß bei der Be-

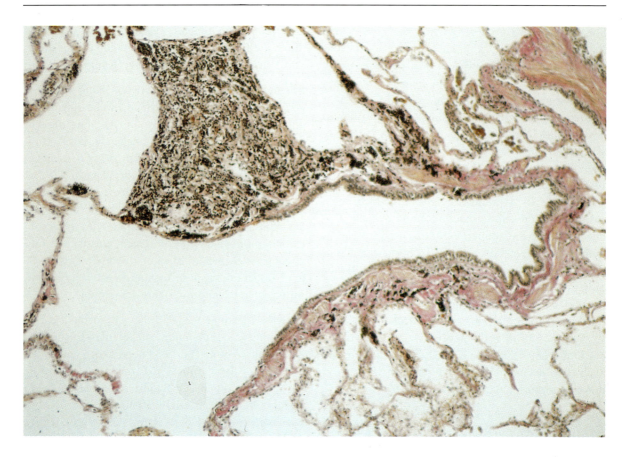

Abb. 66
Peribronchioläre Fibrose bei Hartmetallunge. Im Bereich der peribronchial angeordneten faserreichen Bindegewebszonen dichte Ansammlungen von Makrophagen, die mit bräunlichem und schwärzlichem Staub beladen sind. In der Umgebung der fibrosierten Abschnitte Ausbildung eines perifokalen kleinblasigen Emphysems.
Färbung: Elastica van Gieson
Vergrößerung: 180 ×

urteilung der klinischen Erscheinungen und der Einschränkung der Atemfunktion besonders berücksichtigt werden. Das Lungenemphysem bildet darüberhinaus durch die Kompression der relativ instabilen Bronchiolenwand von außen eine wesentliche Komponente, die das Ausmaß der bronchiolären Obstruktion beeinflußt.

3.4.10 Bronchiolektasen (Abb. 67–68)

Die irreversible Erweiterung der Bronchiolen kann sich bei der chronischen Bronchitis und Bronchiolitis oder nach einer Bronchusstenose in den zentralen Abschnitten, z. B. bei Tumoren, entwickeln. Die Ätiologie der entzündlich bedingten Bronchiolektasen ist im Einzelfall nur schwer festzulegen. In der Regel sind infektiöse Ursachen anzunehmen. Dabei sind meistens typische Kinderkrankheiten, wie Masern, Scharlach, Pertussis oder andere virale Infektionen, für den protrahierten entzündlichen Prozeß verantwortlich. Umschriebene Formen können nach Pneumonien, Tuberkulose, Fremdkörperaspiration oder Einwirkung toxischer Gase entstehen.

Die exzessive Erweiterung der Bronchioluslichtung geht mit einer ausgeprägten entzündlichen Reaktion aller Wandschichten der Bronchiolen und einer mehr oder minder ausgeprägten peribronchiolären Entzündung einher, die zu einer peribronchiolären Fibrose führt. Die erweiterten Bronchioluslichtungen sind mit Sekret ausgefüllt, das von Granulozyten durchmischt ist. Im Sekret können sich Pilze ansiedeln und dichte geflechtartige Komplexe bilden. Das Bronchiolusepithel wird von Granulozyten durchsetzt.

Epithelnekrosen und Plattenepithelmetaplasien kommen vor. Die peribronchioläre Fibrose kann mit einem ausgeprägtem narbigem Umbau der Alveolarstruktur einhergehen.

Bronchiolektasien bilden sich häufig in der Umgebung von Tumoren. Der Verschluß der zentralen Bronchusabschnitte durch das Tumorwachstum verhindert den Abfluß des Bronchiolussekretes. Das Sekret sammelt sich in den Bronchioluslichtungen und führt zu ihrer Erweiterung. Es sammelt sich in den Lichtungen zellfreies Sekret. Die entzündliche Reaktion in der Wand der ektatischen Bronchiolen ist von einer sekundären Besiedelung mit Mikroorganismen abhängig und in der Regel nur sehr gering ausgebildet. Meistens entwickelt sich auch nur eine geringe peribronchioläre Fibrose. In den terminalen Bronchiolen und in den angrenzenden Alveolen sind häufig Schaumzellansammlungen ausgebildet. Es handelt sich dabei um Makrophagen, die in den minder belüfteten Arealen vermehrt Surfactant durch Phagozytose aufnehmen.

Die peritumoralen Veränderungen mit Ausbildung der poststenotischen Bronchiolektasen täuschen in vielen Fällen eine größere Tumorausdehnung vor. In Fällen, bei denen durch eine transbronchiale Biopsie eine histologische Tumordifferenzierung angestrebt wird, werden in vielen Fällen nur diese peritumoralen erfaßt. Bei der Beurteilung des Tumorwachstums und der Bestimmung der Tumorausdehnung müssen diese peritumoralen entzündlichen Veränderungen systematisch erfaßt und im Verhältnis zum eigentlichen Tumorwachstum festgelegt und dokumentiert werden.

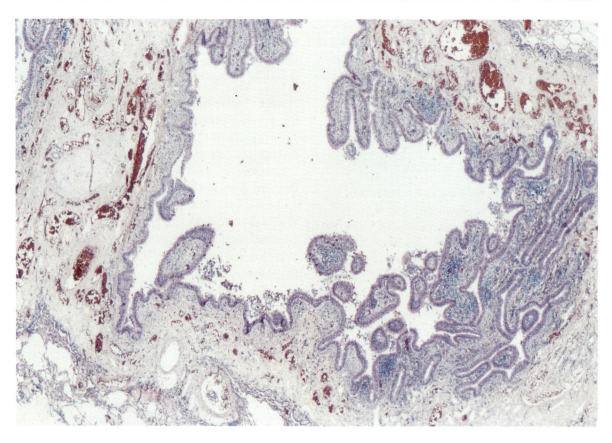

Abb. 67
Bronchiolektasen nach Einwirkung toxischer Gase (Kampfgas). Exzessive irreversible Erweiterung der Bronchioluslichtung. Papilläre Hyperplasie der Schleimhaut. Dichte lymphozytäre Infiltrate in allen Wandschichten. Peribronchioläre Fibrose. Ausgeprägte Hyperämie in der Bronchioluswand.
Färbung: Haematoxylin-Eosin
Vergrößerung: 120 ×

Abb. 68
Bronchiektasen und Bronchiolektasen. Exzessive Erweiterung der Bronchien und Bronchiolen bis in die subpleuralen Lungenanteile. Ausfüllung der Bronchioluslichtungen mit eingedicktem Sekret. Reduktion der umgebenden Alveolarstruktur.
Makroskopische Aufnahme eines Lungenanschnittes an der linken Lunge.

Formen der Bronchiolitis

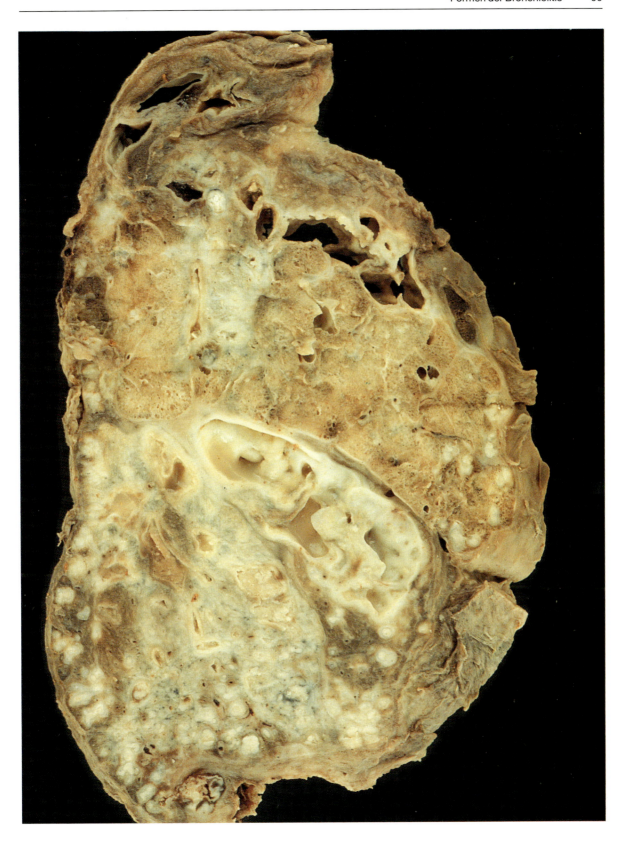

3.4.11 Bronchiolo-alveoläres Karzinom
(Abb. 69–71)

Die Epithelzellen der Bronchiolusschleimhaut können die Grundlage für eine Tumorentwicklung bilden, wobei die Grundstruktur des Bronchiolusepithels, vor allem die Bildung von sekretorisch aktiven Clarazellen, im Zuge der tumorösen Entdifferenzierung erhalten bleiben können. Die Erfahrungen zeigen, daß die hochspezialisierten Zellen wahrscheinlich auf bestimmte exogene Noxen besonders empfindlich reagieren. Adenokarzinome mit der Differenzierung von Clarazellen werden z.B. nach Asbestexposition besonders häufig bei Frauen beobachtet, bei denen eine Schädigung des Bronchiolusepithels durch das Zigarettenrauchen nicht besteht. Die kausal pathologischen Zusammenhänge zwischen einer exogenen Exposition und den besonderen Bedingungen der histogenetischen Zuordnung dieser Tumorformen sind jedoch bisher nicht ausreichend geklärt. In den Clarazellen des Tumors sind wie unter normalen Bedingungen mit immunhistochemischen Techniken surfactantassoziierte Proteine wie Sp A möglich (Broerset eds 1992), so daß eine exakte histogenetische Zuordnung der Tumorzellen möglich ist.

Abb. 69
Bronchioloalveoläres Karzinom. Im Bronchiolus und in den angrenzenden Alveolen papilläre Wucherung von zylindrischem Epithel. Bildung von clarazellähnlichen Formationen. 40jährige Patientin nach Asbestexposition vor 15 Jahren. Resektionspräparat.
Färbung: Elastica van Gieson
Vergrößerung: 320 ×

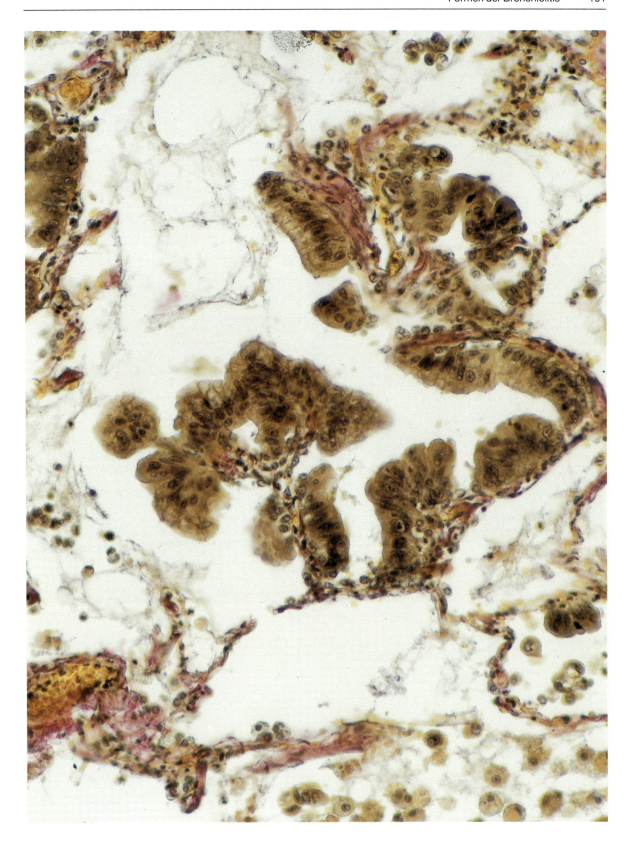

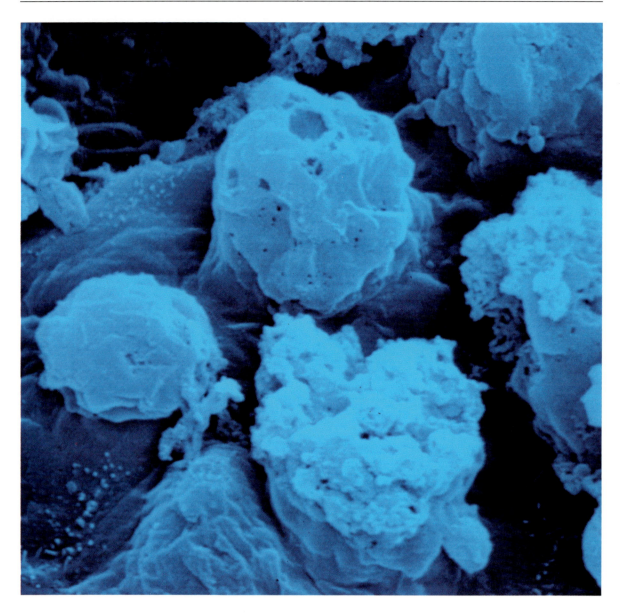

Abb. 70
Oberflächenstruktur der clarazellähnlichen Formationen in einem bronchiolo-alveolären Karzinom mit kuppenförmigen Zellerhebungen als Zeichen der makroapokrinen Sekretion.
Rasterelektronenmikroskopische Aufnahme
Vergrößerung: 5000 ×

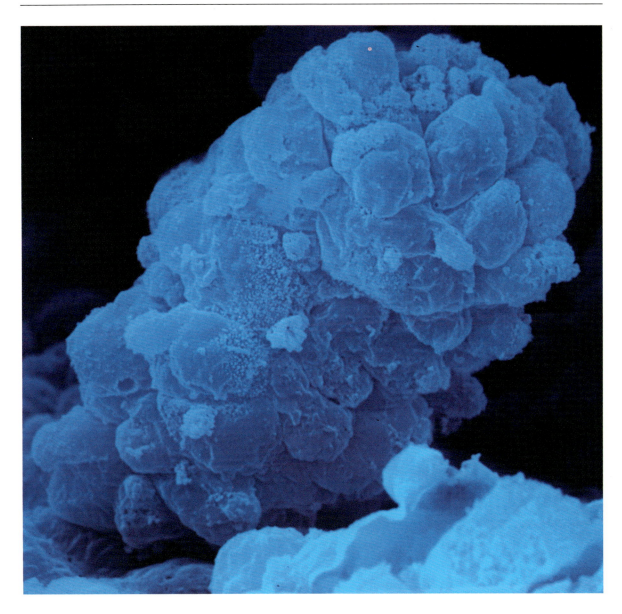

Abb. 71
Intraalveoläre papilläre Formation bei bronchiolo-alveolärem Karzinom mit z. T. Ausdifferenzierung clarazellähnlicher Formationen und kubischen Zellen, die auf der Oberfläche eine irreguläre Mikrovillistruktur wie die Pneumozyten II aufweisen.
Rasterelektronenmikroskopische Aufnahme
Vergrößerung: 1400 ×

4 Schlußfolgerung

Die Bezeichnung "Bronchiolitis" umfaßt eine Gruppe von Erkrankungen, die als eigenständige umschriebene Entzündungsformen oder als Begleitreaktion bei einer Vielzahl von Grunderkrankungen vorkommen können. Die Bedeutung der überwiegend infektiös ausgelösten entzündlichen Erkrankungen dieser Region des Bronchialsystems ist erst in den letzten Jahren eingehender klinisch dokumentiert worden. Dabei ist bisher die Frage ungeklärt, inwieweit bei den kindlichen Virusinfektionen Dauerschäden der Schleimhaut verursacht werden. Es wird diskutiert, daß die Auseinandersetzung unseres Organismus mit der Umwelt in Bezug auf die Reaktionsbereitschaft der Schleimhaut im Sinne der Hyperreagibilität durch diese Erkrankungen modifiziert werden kann. Experimentelle Untersuchungen lassen die Vermutung zu, daß zwischen Virusinfektion, der toxischen Schädigung und der Reaktionsbereitschaft der Bronchiolusschleimhaut eine enge Beziehung besteht, durch die die Abwehr von Umweltfaktoren wesentlich mitbestimmt wird.

Es zeigt sich zunehmend, vor allem unter der Verbesserung der diagnostischen Verfahren, daß die Bronchiolitis eine häufige Erkrankung darstellt, die wegen ihrer variablen klinischen Symptomatik, der unterschiedlichen Ätiologie und der stark wechselnden Progression in den meisten Fällen bisher nicht richtig eingeordnet werden konnte.

Die besonderen anatomischen und physiologischen Verhältnisse prägen den Ablauf der Entzündungen in den feinen peripheren Aufzweigungen des Bronchialsystems. Dabei bildet die Wechselbeziehung zwischen Stabilitätsverhältnissen der Bronchioluswand und der Form der Sekretionsmechanismen in den Bronchiolen wahrscheinlich einen wesentlichen Faktor.

Da die Bronchiolen einen hohen Anteil am Gesamtquerschnitt des Bronchialsystems bilden, haben die entzündlichen Veränderungen sowohl im Rahmen einer deszendierenden Ausbreitung vom zentralen Abschnitt des Systems ausgehend, als auch bei der eigenständigen, primär peripher entstehenden Veränderung eine besonders gravierende Auswirkung bei einer Änderung der Lungenfunktion.

Die histomorphologische Symptomatik zeigt, daß die entzündliche Reaktion in den Bronchiolen in ganz besonderer Weise von den anatomischen Gegebenheiten geprägt wird. Die Form der entzündlichen Reaktion ist von der Art des auslösenden Agens weitgehend unabhängig. Die Aggressivität des Agens und die Funktion der ortsständigen Schutz- und Abwehrmechanismen prägen das Ausmaß der Reaktion. Diese Beziehungen bestimmen darüber inwieweit die Veränderungen reversibel sind oder nicht.

Es wird in Zukunft notwendig sein, treffsichere, einfache Diagnoseverfahren zu entwickeln, um die Erkrankung in der Frühphase zu erfassen. Die pathologisch-anatomische und klinische Korrelation, sowie ergänzende experimentelle Untersuchungen bilden die Basis für die Entwicklung eines umfassenden Konzeptes zur formalen und kausalen Pathogenese dieser häufigen Erkrankung. Sie können die Grundlagen für die Entwicklung effektiver Therapiekonzepte bilden.

Literatur

Balis JU, Paterson JF, Poeiga JE, Haler EM, Shelbey SA (1985): Distribution and subcellular localisation of surfactant-associated glycoproteins in human lung. Lab. Invest. 52, 657–669

Berend N, Wright JC, Thurlbeck WM et al (1981): Small airways disease. Reducibility of measurement and correlation with lung function. Chest 79, 263–268

Bohle M (1992): Elektronenmikroskopische Untersuchungen zur Ultrastruktur der terminalen Bronchiolen. Inauguraldissertation. Med. Fak. der Ruhr-Universität Bochum

Bosken CH, Wiggs BR, Pare PD et al (1990): Cellular events in the bronchi in mild asthma and after bronchial provocation. Am. Rev. Respir. Dis. 142, 563–568

Bosken CH, Wiggs BR, Pare PD et al (1990): Small airways dimensions in smokers with obstruction to airflow. Am Rev. Respir. Dis. 142, 563

Bradstock KF, Cotes R, Despos P et al (1984): Fatal obstructive air ways disease after bone narrowtransplantation. Transplant. Proc. 16, 1034–1036

Broers IL, Jensen SM, Trakis WD et al (1992): Expression of surfactant associated prolein-A and Clara cell 10 kilodalton in RNA in neoplastic and non-neoplastic human lung tissue as deteded by in situ hyloidization. Lab. Invent. 66, 337–346

Bruke CM, Theodore J, Dowkins KD (1984): Post transplantant obliterative bronchiolitis and fother late lung sequelae in human heart-lung transplantation. Chert. 86, 824–829

Chevalier G, Collet AJ (1972): In vivo incorporation of 3H-choline, 3H leucine, and 3H galactose in alveolar type II pneumocytes in relation to surfactant synthesis. A quantitative radiographic study in man by elektron microscopy. Anat. Rec. 174, 289–293

Clara M (1937): Zur Histologie des Bronchialepithels. 2. Mikr. Anat. Forsch. 41, 321–347

Cosio MG, Gliezzo H, Hogg JC et al (1978): The relation between structural changes in small airways and pulmonary function tests. N. Engl. J. Med. 298, 1277–1281

Cosio MG, Hale KA, Niewoehner DE (1980): Morphologic and morphometric effect of prolonged cigarette smoking on the small airways. Am. Rev. Respir. Dis. 122, 265–271

Ebert RV, Kronenberg RS, Terracio MJ (1976): Study of the surface secretion of the bronchiole using radioautography. Am. Rev. Respir. Dis. 111, 567–573

Ebert RV (1978): Small airways of the lung. Ann. Int. Med. 88, 98–103

Engle S, Newns GH (1940): Proliferative mural bronchiolitis. Arch. Dis. Child 15, 219–224

Engle S (1962): Lung Structure. Charles C Thomas Springfield

Epler GR, Colby TV, Mc Loud TC et al (1985): Bronchiolitis obliterans and organizing pneumonia. Engl. J. Med. 312, 152–158

Fischer JH, Shamon JM, Hofman T, Mason RJ (1989): Nucleotide and deduced amino acid sequence of the hydrophobic surfactant protein SpC from rat: expression in aleolar typ II cells and homology with SpC from other species. Biochem. Biophys. Acta 995, 225–230

Geddes DM, Corrin B, Brenerton DA, Davies RJ, Turner-Warwick B (1977): Progressive airway obliteration in adults and its association with rheumatoid disease. QJ. Med. 46, 427

Glezen WP, Lerda FA, Clyde WA (1971): Epidemiologic patterns of acute lower respiratory disease of children in a pedriatic practice. Pediatr. Res. 78, 397–406

Glezen WP (1977): Pathogenesis of bronchiolitis-epidiomiologic considerations. Pediatr. Res. 11, 239–243

v. Golde LMG (1984): Synthesis of surfactant lipids in the adult and fetal lung. Pathways and regulatory aspects. Europ. J. Resp. Dis. 142, 19–24

Hagwood S, Clements JA (1990): Pulmonary surfactant and its apoproteins. J. Clin. Invest. 86, 1–6

Heard BE, Hossain S (1971): Hyperplasia of the bronchial muscle in asthma. J. Pathol. 110, 319–324

Henderson FW, Clyde WA, Collier AM (1979): The etiologie and epidemiologic spectrum of bronchiolitis in pediatric practice. J. Pediatr. 95, 183–190

Hogg JC, Macklem PT, Thurlheck WM (1968): Site and nature of airway obstruction in chronic obstructive lung disease. N. Engl. J. Med. 278, 1355–1362

Hoff JC (1993): Bronchiolitis in asthma and chronic obstructive pulmonary disease. Clinics in Chest Disease 14, 733–740

Homma H, Yamada A, Taninota S et al (1983): Diffuse panbronchiolitis. A disease of the transitional zone of the lung. Chest 83, 63–69

Hubble D, Osborn GR (1941): Acute Bronchiolitis in children. Br. Med. J. 1, 107–110

Karpick RJ, Pratt PC, Asmundson T, Killurin KH (1979): Pathological findings in respiratory faibere. Ann. Intern Med. 72, 189–197

King TE (1993): Overview of Bronchiolitis Clinics in Chest Medicine 14, 607–610

Kitaichi M, Nishimura K, Kumi T (1991): Diffuse panbronchiolitis. In: Sharma O (ed) Disease in Tropics. Maral Decker 479–509

Klika E, Petrik B (1965): A study of the structure of the lung alveoles and bronchiolar epithelium a histological and histochemical study using the method of membranous preparations. Acta Histochem. 20, 331

Knig T jr (1989): Bronchiolitis obliterans. Lung 167, 69–93

Kuhn C, Callaway LA, Askin FB (1974): The formation of granules in bronchiolar clara cells of the rat. 1. Electronmicroscopy. J. Ultrastruct. Res. 49, 387–400

Kurosomi K (1961): Electron microscope analysis of the secretion mechanism. Int. Rev. Cytol 11, 1–124

Kuwano K, Bosken CH, Pare PD et al (1991): Morphometric dimensions of small airways in asthma and chronic obstructive pulmonary disease (COPD): Am. Rev. Respir. Dis. 143, 428–431

Liebow AA, Loring WE, Telton WL II (1953): The musculature of the lungs in chronic pulmonary disease. Am Pathol. 29, 885–912

Liebow AA, Carrington CB (1969): The interstitial pneumonias. In: Simon K, Potchen EJ, May M (eds) Tronters of Pulmonary Radiology. Grund and Straton New York 102–141

Luihartova A, Anderson AE jr (1983): Small airways in panlobular emphysema: Mural thickening and premature closure. Am. Rev. Respir. Dis. 127, 42–45

Lynch DA (1993): Imaging of small airways disease. Clinics in Chest Dis. 14, 623–634

Macklem PT, Proctor DF, Hogg JC (1970): The stability of peripheral airways. Respir. Physiol 8, 191

Massaro GD (1989): Nonciliated Bronchiolar (Clara) Cells. In Lung Biology in Health and Disease. Vol 41: Lung Cell Biology Dekker

Mc Lean KH (1956): The pathology of acute bronchiolitis. A study of its evolution. The exsudative phase. Anst. Ann. Med. 5, 254–259

Mooren HWD, Kramps JA, Franken C (1983): Localisation of a low molecular weight bronchial protein inhibitor in the peripheral human lung. Thorax 38, 180–183

Morgenroth K, Hörstebrock K (1978): Transmissions- und rasterelektronenmikroskopische Untersuchungen zur Struktur der Clara-Zelle des Bronchialsystems. Arzneim. Forsch. 28, 911–917

Morgenroth K (1980): Morphological alteration to the bronchial mucosa in high-dosage long-term exposure to sulfur dioxide. Respiration 39, 39–48

Morgenroth K (1986): Das Surfactantsystem der Lunge. W. de Gruyter Berlin, New York

Morgenroth K (1989): Surfactant im peripheren Bronchus. Atemw.-Lungenkrkh. 15, 268–270

Murphy K, Atkins C, Offer R (1981): Obliterative bronchiolitis in two rheumatoid patients treated with penicillamine. Arthritis Rheum. 24, 557–560

Murray JF (1979): Die normale Lunge. Schattauer Stuttgart, New York

Myers JL, Colby ThV (1993): Pathologic manifestations of bronchiolitis, constrictive bronchiolitis, cryptogenic organizing pulumonia and diffuse panbronchiolitis. Clinics in Chest Medicine 14, 611–622

Niden AM, Yamada E (1966): Some observations of the fine structure and function of the non cilated bronchiolar cells. Internat. Congr. Electron. Micr. Kyoto Bd. II 599–600

Niewoehner DE, Kleinermann J, Rice DB (1974): Pathologic changes in the peripheral airways of young cigarette smokers. N. Engl. J. Med. 291, 755–758

Paradis I, Yousem S, Griffith B (1993): Airway obstruction and bronchiolitis obliterans after lung transplantation. Clinics in Chest Medicine 14, 751–763

Penn Ch C, Lin C (1993): Bronchiolitis following infection in adults and children. Clinic in Chest Medicine 14, 645–654

Penny W, Knght R, Rees A (1982): Obliterative Bronchiolitis in rheumatoid arthritis. Ann Rheum. Dis. 41, 469–472

Petrik P, Collet AJ (1974): Quantitative electron microscopic autoradiography of in vivo incorporation of 3H-cholinic, 3H-bencine, 3H-acetate and 3H-galactose in noncileated bronchiolar (Clara) cells of mice. Am. J. Anat. 139, 519

Philippou S, Streckert HJ, Humbert B et al (1993): Respiratory syncytial virus induced bronchiolitis. Eur. J. Res. Dis. Suppl. 17, 539

Phillipou S, Streckert HJ, Morgenroth K (1993): In vitro study of the bronchial mucosa during Pseudomonas aeruginosa infection. Virchows Archiv A Pathol. Anat. 423, 39–43

Ralph DD, Springmeyer SC, Sullivan KM et al (1984): Rapidly progressive airflow obstruction after lone marrow transplantation. Am. Rev. Respir. Dis. 129, 641–644

Reinhardt D, Griese M, Morgenroth K (1987): On the causitive relation between respiratory infection and allergies in obstructive bronchitis of infants. Monatsschr. Kinderheilkd. 135, 615–621

Roger AV, Dewar A, Corrin B, Jeffery PK (1993): Identification of serous-like cells in the surface epithelium of human bronchioles. Eur. Respir. J. 6, 498–504

Smith P, Heath D, Loosli M (1974): The Clara cell. Thorax 29, 147–163

Tazelaar HD, Prop J, Nienwenhuis P et al (1988): Airway pathology in the transplanted lung. Transplantation 45, 864–969

Thurlbeck WM (1988): Pathology of the Lung. Thieme Stuttgart, New York

Weibl ER (1963): Morphometry of the human lung. Springer Berlin

Widdicombe JG, Pack RJ (1982): The Clara cell. Eur. J. Respir. Dis. 63, 202–220

Wright JL (1993): Inhalation lung injury causing bronchiolitis. Clinics in Chest Medicine 14, 635–644

Wohl MEB, Chernik V (1978): Bronchiolitis. Am Rev. Respir. Dis. 118, 759–781

Wright JL, Lawson L, Pare PD et al (1983): Morphology of peripheral airways in current smokers and ex-smokers. Am. Rev. Respir. Dis. 127, 474–477

Mucosolvan® S Brausetabletten

Wirkstoff: Ambroxolhydrochlorid

Zusammensetzung
1 Brausetablette enthält: 60 mg Ambroxolhydrochlorid sowie Aspartam, Polyvidon, Macrogol 6000, Saccharin-Natrium, Aromastoffe.

Anwendungsgebiete
Erkrankungen der Luftwege, die mit starker Sekretion eines zähen Schleims einhergehen: akute und chronische Formen der Atemwegserkrankungen, vor allem akute und chronische Bronchitis, Bronchiektasie, asthmoide Bronchitis, Asthma bronchiale, Bronchiolitis, Mukoviszidose.

Gegenanzeigen
Kinder unter 6 Jahre. Überempfindlichkeit gegen einen der Inhaltsstoffe. Vorsicht bei gestörter Bronchomotorik und größeren Sekretmengen. Schwangerschaft, Stillzeit.

Warnhinweis
Eine Brausetablette enthält 16,83 mg Phenylalanin.

Nebenwirkungen
Selten Magen-Darm-Beschwerden sowie allergische Reaktionen. Trockenheit des Mundes und der Luftwege, Sialorrhö, Rhinorrhö, Obstipation und Dysurie. In einem Fall anaphylaktischer Schock und allergische Kontaktdermatitis.

Wechselwirkungen mit anderen Mitteln
Verstärkte Penetration von Amoxicillin, Cefuroxim, Erythromycin und Doxycyclin.

Dosierung, Art und Dauer der Anwendung
Kinder ab 6 Jahre: 1 x täglich 1/2 Brausetablette; ab 12 Jahre und Erwachsene: Erste 2 - 3 Tage 3 x täglich 1/2 Brausetablette, danach 2 x täglich 1/2 oder 1 x täglich 1 Brausetablette.

Hinweis
Bei schwerer Niereninsuffizienz Erhaltungsdosis vermindern oder Dosierungsintervall verlängern.

Darreichungsform und Packungsgrößen
OP mit 20 (N1) 12,95 DM, OP mit 40 (N2) 23,85 DM, Klinikpackung. Preisänderung vorbehalten.

Spiropent Saft, Tabletten, mite Tabletten, Tropfen

Wirkstoff: Clenbuterolhydrochlorid

Verschreibungspflichtig

Zusammensetzung
5 ml Saft enthalten: 0,005 mg Clenbuterolhydrochlorid sowie Natriumbenzoat, Propylenglycol Sorbitol, entsprechend 24 kJ (0,12 BE) Hydroxyethylcellulose, Weinsäure, hydrierte Oligosaccharide, Glycerol, Aromastoffe. 1 Tablette enthält: 0,02 mg Clenbuterolhydrochlorid sowie Polyvidon, Lactose, Maisstärke, Magnesiumstearat. 1 mite Tablette enthält: 0,01 mg Clenbuterolhydrochlorid sowie Polyvidon, Lactose, Maisstärke, Magnesiumstearat. 1 ml Lösung (= 20 Tropfen) enthält: 0,059 mg Clenbuterolhydrochlorid sowie Benzalkoniumchlorid, Natriumedetat.

Anwendungsgebiete
Zur Frühbehandlung und Therapie von Erkrankungen des chronisch-asthmatischen Formenkreises, insbesondere bei Asthma bronchiale, asthmoider Bronchitis, chronischer Bronchitis und Emphysembronchitis.

Hinweis
Spiropent nicht beim akuten Asthmaanfall einsetzen.

Gegenanzeigen

absolut: Bekannte Überempfindlichkeit gegen einen der Inhaltsstoffe, schwere Überfunktion der Schilddrüse, tachykarde Arrhythmien und hypertrophe, obstruktive Kardiomyopathie; Saft zusätzlich Sorbitolintoleranz.

relativ: Frischer Herzinfarkt, schwere KHK, schwer kontrollierbarer Diabetes mellitus, Schwangerschaft, Stillzeit.

Nebenwirkungen
Feines Fingerzittern und/oder Unruhegefühl, Kopfschmerzen und Herzklopfen, sehr selten allergische Reaktionen (Thrombopenie, Gesichtsschwellung, Nephritis, Juckreiz, Exanthem, Purpura). In Analogie zu anderen β-Sympathomimetika erhöhte Herzfrequenz, in Einzelfällen pektanginöse Beschwerden sowie ventrikuläre Extrasystolie, Hypokaliämie, Hyperglykämie, Blutspiegelanstieg von Insulin, freien Fettsäuren, Glycerol und Ketonkörpern.

Hinweis
Für die Behandlung von Kleinkindern liegen bisher keine Erfahrungen vor.
Darreichungsformen und Packungsgrößen
Dosier-Aerosol 7,5 ml (N1) mit Inhalationsrohr DM 39,56. Pulverkapseln zur Inhalation, 50 Kapseln (N1) + Inhalator DM 63,04, 100 Kapseln (N2) DM 63,04. Inhalationslösung 20 ml (N1) DM 18,85, 40 ml (N2) DM 33,50. Klinikpackungen. Preisänderung vorbehalten.

Mucotectan®
Verschreibungspflichtig
Zusammensetzung
1 Kapsel enthält: 75 mg Ambroxolhydrochlorid, 115,4 mg Doxycyclinhyclat (= 100 mg Doxycyclin) sowie hochdisperses Siliciumdioxid, Gelatine, Magnesiumstearat, mikrokristalline Cellulose, Polyvidon, Saccharose, Talkum, Titandioxid, Farbstoffe E 172, E 127, E 132.
Anwendungsgebiete
Atemwegsinfektionen, verursacht durch doxycyclinempfindliche Erreger.
Gegenanzeigen
Überempfindlichkeit gegen einen der Inhaltsstoffe. Schwere Leberfunktionsstörungen, Schwangerschaft und Stillzeit, Kinder unter 8 Jahren.
Nebenwirkungen
Gelegentlich Magen-Darm-Störungen. Bei schweren und anhaltenden Durchfällen Therapie abbrechen. Selten: exfoliative Dermatitis, Lyell-Syndrom, Stevens-Johnson-Syndrom, phototoxische Reaktionen. Schwere akute Überempfindlichkeitserscheinungen sind möglich. In sehr seltenen Fällen Exantheme, Erytheme, Urtikaria, Erythema exsudativum multiforme, Angioödem, Atemnot, Temperaturanstieg mit Schüttelfrost, Kopfschmerzen, Gelenkschmerzen, akute anaphylaktische Schocksymptomatik, Thrombozytopenie, Anämie, Leukopenie, Leukozytose, atypische Lymphozyten und toxische Granulationen der Granulozyten, Pseudotumor cerebri. Bei massiver Überdosierung Leberschäden und Pankreatitis. Candida-Besiedelung der Haut oder Schleimhäute mit Symptomen wie Glossitis, Stomatitis, Vulvovaginitis und Pruritus ani. Vereinzelt schwarze Haarzunge, Mund- und Rachenschleimhautentzündung, Heiserkeit und Schluckbeschwerden. Gelegentlich Entwicklung von resistenten Mikroorganismen, Urämie.
Wechselwirkungen
Milch und Milchprodukte, Antazida, Eisenpräparate, medizinische Aktivkohle, Colestyramin, Methoxyfluran-Narkose, Cyclosporin A, orale Antidiabetika, Antikoagulanzien, Barbiturate, Carbamazepin, Diphenylhydantoin, Primidon, Alkohol, Theophyllin, Digoxin, β-Laktam-Antibiotika, hormonelle Verhütungsmittel, Störung von Laborparametern wie Harnzucker, -eiweiß und Urobilinogen, Katecholaminen.
Dosierung
1. Tag 2 Kapseln, ab 2. Tag 1 Kapsel.
Verkehrshinweis
Vereinzelt Myopie, die zu einer Beeinträchtigung der Sicherheit beim Steuern von Kraftfahrzeugen und beim Bedienen von Maschinen führen kann.
Darreichungsform und Packungsgrößen
OP mit 10 Kapseln (N1) 13,97 DM, OP mit 20 Kapseln (N2) 25,76 DM. Klinikpackung. Preisänderung vorbehalten.